Iss dich klug!
Und dein Gehirn freut sich

Dr. Manuela Macedonia

Iss
dich klug!
Und dein Gehirn freut sich

ecoWIN

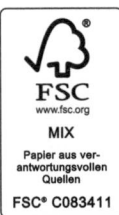

2. Auflage
© 2021 Ecowin Verlag bei Benevento Publishing Salzburg – München, eine Marke der Red Bull Media House GmbH, Wals bei Salzburg

Medieninhaber, Verleger und Herausgeber:
Red Bull Media House GmbH
Oberst-Lepperdinger-Straße 11–15
5071 Wals bei Salzburg, Österreich

Satz: MEDIA DESIGN: RIZNER.AT
Illustrationen: Klaus Pitter
Fotografie: Sabine Kneidinger und Vector Tradition / Shutterstock
Umschlaggestaltung: Hauptmann & Kompanie Werbeagentur, Zürich
Printed by CPI Books GmbH, Germany
ISBN: ISBN 978-3-7110-0272-3

Ich wurde an einem heißen Augusttag als Frühchen geboren.

Fast 24 Stunden hatten meine Mamma und ich gebraucht, damit ich ganz blau das Licht der Welt erblickte, ohne einen Ton von mir zu geben, am Ende unserer Kräfte, ein Häufchen Kind – wie sie pflegte zu sagen – 2.800 Gramm auf der Waage. Meine Finger hatten angeblich den Durchmesser von Spaghetti Nr. 5, meine Arme und Beine seien dünn wie Grissini Torino gewesen, die ganz dünnen, wie man sie in Restaurants, verpackt im Brotkörbchen, findet. Mein Rumpf sei unförmig, eine Flasche San Pellegrino-Wasser sei schöner gewesen. Ein hässliches Kind, ein ranocchietto, *also ein Fröschlein war ich, das kaum atmen konnte und von einer nicht allzu zimperlichen Klosterschwester an den Füßen gepackt und so lange mit dem Kopf nach unten geschüttelt wurde, bis es einen Proppen Schleim ausspuckte und ein Miau wie ein Kätzchen von sich gab, um dann wieder für die nächsten drei Monate seiner Entwicklung, außerhalb des beschützenden Mamma-Bauchs, zu verstummen. Dass ich überlebte und dass ich die Folgen einer solchen Frühgeburt ohne Gehirnschäden und somit ohne kognitive Beeinträchtigungen, mit einer durchschnittlich stabilen Psyche, überwinden konnte, verdanke ich meiner Mamma, ihrer Milch spendenden Brust und später ihrer grandiosen italienischen Küche, die mein Gehirn stärkte und mich zu alledem befähigte, was ich in meinem Leben verwirklicht habe. Ich vermisse ihre selbst gemachten Ravioli, ich würde Gold für ihren Rinderbraten geben, auch für die Polenta mit Fontina, dem Almkäse des Aostatals.*

Meiner Mamma ist dieses Buch gewidmet,
die oben im Himmel sitzt,
auf mich liebevoll schaut,
in Dankbarkeit.

Inhalt

Einleitung

Warum wir so gerne essen

*Meine Seele ist italienisch, mein Herz österreichisch, auch wenn es
ums Essen geht. Koche ich selbst, ernähre ich mich grundsätzlich so,
wie ich es von meiner Mamma gelernt habe, also mediterran, mit viel
Gemüse, Obst, Olivenöl, Fisch, Rindfleisch, und nachdem ich mich
sportlich betätigt habe, mit Pasta und Risotto. Gehe ich in Österreich
essen, bestelle ich Schweinsbraten mit knuspriger Kruste, auch gerne
ein in Butterschmalz gebratenes Wienerschnitzel und ja, ich liebe Topfen-
strudel und Rosinengugelhupf. Zugegeben, ich esse für mein Leben
gern, ob italienisch oder österreichisch!*

Warum esse ich, essen wir, so gerne? Die Antwort auf diese
Frage liefert uns die Evolution: Zur Erhaltung der Spezies
müssen wir essen und uns vermehren. Und das sollen wir mit
Freude tun und nicht, weil wir müssen. Würden wir ohne Lust
essen oder uns vermehren, hätten wir Menschen das 21. Jahrhundert nicht erreicht. Da wir aber beim Essen und beim Sex

Freude empfinden, kümmern wir uns gerne und intensiv um beides. So sind wir zu diesen Zwecken mit einem besonderen evolutionären Mechanismus ausgestattet, dem des Lustempfindens. Über den Botenstoff **Dopamin,** auch Glückshormon genannt, wird unser Verhalten gesteuert. Er weist uns den Weg zur Befriedigung und Belohnung.

Erbsengroße Kerne aus Neuronen – als Substantia nigra und Nucleus accumbens bezeichnet – und das dorsale Striatum schütten in der Tiefe des Gehirns Dopamin aus.

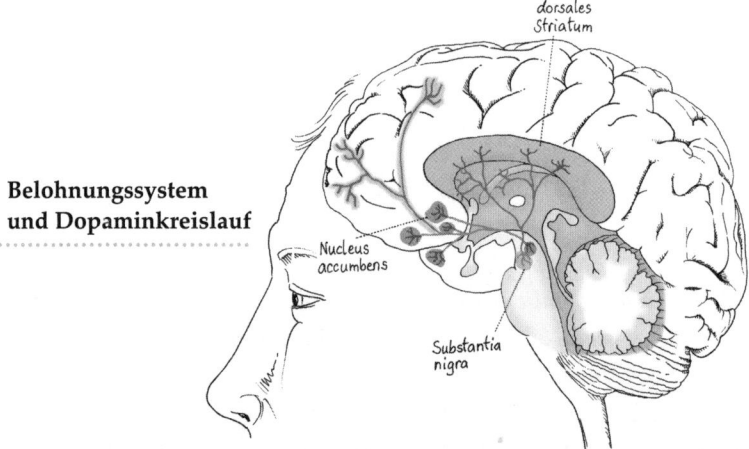

Belohnungssystem und Dopaminkreislauf

Erblicke ich den Schweinsbraten oder einen (für meinen Geschmack) gutaussehenden Mann, produzieren diese Kerne innerhalb von Millisekunden das Glückshormon. Danach schießt der Botenstoff in das Vorderhirn, in jene Regionen, die Reize der Außenwelt bewerten. Dort befinden sich viele Andockstellen für diese Substanz, sodass alles besonders schnell auch verarbeitet wird (!). So empfinde ich auf den Anblick der Speise oder auf den Flirtblick plötzlich ein gutes Gefühl, nennen wir es Freude oder Glück, wobei ich noch gar nicht esse und es auch zu keinem näheren Kontakt mit dem gutaussehenden Mann gekommen ist. Mein Gehirn arbeitet aber – sozusagen – bereits in diese Richtung, egal, ob ich es will beziehungsweise darf oder nicht. Ich empfinde Freude, besser gesagt Vorfreude: Dadurch entsteht die Handlungsbereitschaft, es nicht nur beim Anblick zu belassen, sondern tatsächlich zur Tat zu schreiten. Sehe ich also diese wunderbare Schweinsbratenkruste in der Wärmetheke des Metzgers, werde ich möglicherweise die Kaufentscheidung treffen und das Stück Fleisch kaufen. Spricht mich der Mann an, lasse ich mich vielleicht auf ein Gespräch ein. Auch in diesem Zwischenschritt habe ich weder gegessen noch ist mit dem Mann etwas Konkretes passiert. Die Vorfreude, die Auswirkung von Dopamin auf mein Gehirn, hat aber bereits Handlungen gesteuert, und ich freue mich auf den Braten oder auch auf die Einladung auf einen Drink. Raffiniert hat die Evolution diese Mechanismen gebaut: Man kann nicht anders! Zu Hause angekommen, stürze ich mich endlich auf meinen Braten, und er schmeckt mir, mhhh, das saftige Fleisch, die knusprige Kruste, ein Bissen, noch einer, leider ist es immer zu wenig!

Dopamin, das wir im Allgemeinen als Glückshormon kennen, verstärkt Lust versprechende Reize und Lernprozesse, wodurch wir uns diese Belohnungen holen können. Mit anderen Worten motiviert uns die Belohnung auch zu Handlungen, die wir sonst nicht setzen würden. Sind Sie auch schon ein paar Kilometer extra zu einem Eissalon gefahren, um dort diesen besonderen Geschmack zu finden? Mango & Minze oder die cremigste Sahne dieser Welt? Ja, man ist bereit, einen Aufwand zu betreiben, um zur Belohnung zu kommen. So funktioniert dieses System! Seine Entdeckung, ein Meilenstein in der Geschichte der Neurowissenschaft, war ein Produkt des Zufalls. Mitte der 1950er Jahre experimentierten James Old und Peter Milner am California Institute of Technology an **Lernprozessen bei Ratten.** Dafür setzten sie in das Gehirn der Tiere Tiefenelektroden ein, also winzige Kupferdrähte, die viel dünner als ein menschliches Haar sind. In der jeweiligen Region des Rattenhirns gaben sie einen Stromreiz ab. Es sollte eine gewisse Reaktion im Tier bewirken.

Stellt man sich die Dimension eines Rattengehirns vor – vielleicht so groß wie eine halbe Erbse – ist es klar, dass es sehr schwer ist, die gewünschte Stelle punktgenau zu erreichen. Es kann auch knapp daneben gehen, sodass man eine völlig andere Gehirnstruktur erwischt. Und so war es auch bei Old und Milner. Sie merkten, dass etwas schief gegangen war, weil die Ratte immer wieder an jene Stelle der Experimentbox ging, wo sie die Elektrode und somit auch den ersten Stromstoß bekommen hatte. Die Wissenschafter schlossen daraus, dass der Stromstoß für das Tier »angenehm« sein musste, dass es in der Hoffnung hinging, wieder Angenehmes zu erleben. Aber warum?

Darauffolgend bauten sie eine Experimentbox mit einem Hebel, welcher mit der Elektrode direkt verbunden war. Durch das Betätigen des Hebels konnte die Ratte den Stromstoß selbst auslösen. Genau das tat sie, und genau das taten auch die nächsten hundert Tiere, die eine Elektrode in einen der Dopamin produzierenden (dopaminergen) Kerne eingesetzt bekamen. Die Nager betätigten den Hebel immer und immer wieder, sogar im Fünf-Sekunden-Takt, bis fünftausendmal am Tag. Am Ende brachen sie erschöpft zusammen. Spätestens zu diesem Zeitpunkt war den Wissenschaftern klar, dass eine Stimulierung dieser Stelle das Verhalten der Tiere wie sonst nichts anderes beeinflusst. **Lust** ist das oberste Prinzip, nach dem wir handeln. Sie ist die einzig wahre Motivation.

So versteht man auch, warum der Schweinsbraten oder der Flirtblick in unserem Verhalten Priorität haben, und es überrascht nicht, dass Essen auch als »Sex des Alters« bezeichnet wird. Essen belohnt, wenn wir etwas geschafft haben: Nach einem Erfolg feiern wir mit etwas Gutem, ob zu Hause

12

oder im Restaurant. Es belohnt aber auch, wenn wir Frust erleben oder unglücklich sind. Unbewusst wollen wir den Dopaminspiegel erhöhen. So gehen wir immer und immer wieder zum Kühlschrank oder zur Schublade mit den Süßigkeiten, manchmal zur Weinflasche. Auch Alkohol löst die Dopaminausschüttung aus und gibt uns ein wohliges Gefühl. Sind wir unglücklich verliebt, stürzen wir uns auch auf Schokolade. Wir suchen nach Belohnung, nach ein bisschen Glück! Umgekehrt

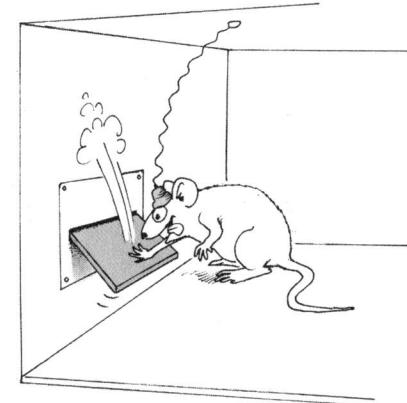

Experimentbox

vergessen wir aufs Essen und Trinken, wenn wir verliebt sind. Es heißt, dass die Verliebtheit den Magen zuschnürt. In diesem Fall haben wir so viel Dopamin im Umlauf, dass der Nahrungsverzicht nicht auffällt, man lebt gerne von Luft und Liebe! Und was mit dem Mann ist, der mir den Flirtblick zugeworfen hat? Er hat sich nie gemeldet. Möglicherweise war sein Drang mich wiederzusehen nicht ausreichend groß, ich dürfte in seinen Nucleus accumbens und Substantia nigra nicht den erhofften Dopaminsturm ausgelöst haben. Aber der Blick hat gut getan, ein bisschen Glück ist immer gut!

1

Essen und Trinken
im Mutterleib und davor

Eine Schwangere soll für zwei essen

Meine Nonna (Oma) Irene war eine kleine Bergbäuerin im italienischen Aostatal. Ihre Wiesen waren karg und abschüssig. Ihr Gemüse baute sie auf Terrassen an, die von Trockenmauern gestützt, mühsam mit einem umgeleiteten Bach bewässert wurden. Sie belieferte uns mit allem, was wir brauchten: Gemüse, Obst, Eier, Wurst, Suppenhühner und Kaninchenfleisch. Als meine Mutter mit mir schwanger wurde – damals eine Spätgebärende, weil 33 –, fing Nonna Irene an, Wachteln zu züchten, in der Meinung, meine Mutter müsse öfter Fleisch essen: Zwei oder drei Wachteln in der Woche zu schlachten, sei ja kein großer Aufwand für sie, ja, für die Oma.

Eine Schwangere soll für zwei essen, heißt es. Diese Vorstellung stammt aus einer Zeit, als die Menschen von einer Mahlzeit nicht satt wurden. Dass ich es im Mutterleib nicht länger als sechseinhalb Monate aushielt, lag bestimmt nicht an der Ernährung meiner Mutter, die sehr abwechslungsreich, und man würde heute sagen »bio«, war. Meine Mamma behauptete, ich sei früher auf die Welt gekommen, weil ich zu neugierig war, um im Mutterleib zu bleiben. Schön gesagt. Gut war es für mich aber nicht. Mein Frühchen-Gehirn war nach sechseinhalb Monaten nicht so entwickelt wie jenes eines Babys, das neun Monate im Bauch seiner Mama verweilen darf. Mein Gehirn war kleiner, und vor allem war die Rinde, also die Oberfläche, die in den letzten drei Monaten vor der Geburt dicker wird, bestimmt noch relativ dünn und glatt, wenig gefaltet. Dies führt nicht selten zu Problemen in der kindlichen Entwicklung, zum Glück wusste meine Familie nichts davon.

**Gehirnrinde (Kortex)
und ihre Funktionen**

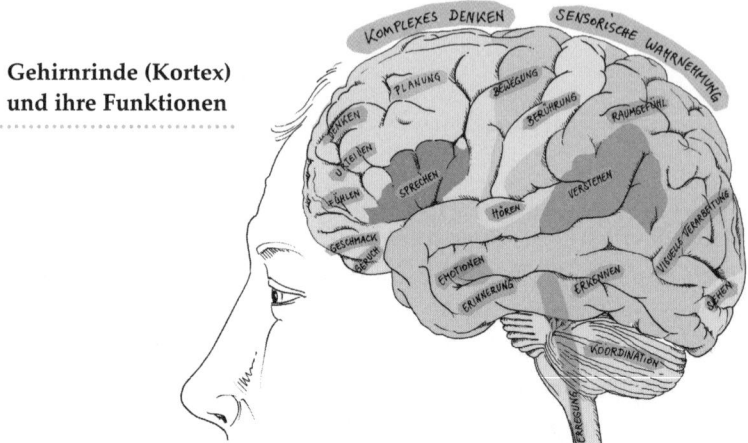

Die Oberfläche unseres Gehirns, auch **Kortex** genannt, latei-
nisch für Rinde, besteht aus besonderen Zellen, den Neuronen.
In sechs Schichten angeordnet, bilden sie eine Landkarte dessen, was wir sind, wissen und können. Für das Baby ist sie die
Basis für sein künftiges Leben. Nachvollziehbar ist, dass die
beste Entwicklung nur durch einen neunmonatigen Verbleib
im Mutterleib gegeben ist. Im Fötus bildet sich die Rinde aus
Stammzellen, also Zellen, die noch in einem »Rohzustand«
sind. Aus dem **Neuralrohr** kommend, einer Struktur in der
Tiefe des Gehirns, wandern sie – man sagt dazu »migrieren« –
in jene Region des Kortex, wofür sie vorgesehen sind[1]. Erreichen sie ihre Bestimmungsorte, differenzieren sie sich: Sie
werden zu Neuronen für unsere Sinne, also für Seh-, Gehör-,
Riech-, Geschmacks- und Tastsinn sowie das Gleichgewicht,
aber auch für Bewegung, Sprache, Denken, Lernen und Fühlen – für all das, was wir sind, wissen und können. Die »Zell-
produktion« wird ab der siebten Schwangerschaftswoche auf
1.000 Neurone pro Minute hochgefahren. Bis zum Ende des
neunten Monats müssen es ja um die 100 Milliarden werden.
Während der fötalen Entwicklung ist unser Gehirn eine Groß-

baustelle, die ordentlich über die mütterliche Nahrungsaufnahme versorgt gehört.

Zur optimalen Ernährung des Babys im Mutterleib sind im Lauf der Jahrzehnte zahllose Vorschläge gemacht worden. Sie beziehen sich aber auf die allgemeine körperliche Gesundheit des Fötus, somit auch auf jene seines Gehirns als Organ, allerdings nicht auf die Auswirkungen der Ernährung auf die kognitiven – also geistigen – Fähigkeiten oder auf die Psyche des Kindes. Alle Ernährungsvorschläge richten das Augenmerk auf Lebensmittel, die Folsäure, Vitamine, Eisen, Jod, Kalzium und andere Spurenelemente enthalten. Unter diesen Substanzen ist **Folsäure** für die Entwicklung des kindlichen Gehirns tatsächlich unentbehrlich. In Lebensmitteln als **Vitamin B9** vorkommend und künstlich als Folsäure hergestellt, unterstützt ihre Einnahme die Teilung und das Wachstum von Zellen. Dieses Spurenelement wird meistens am Anfang der Schwangerschaft als Nahrungsergänzung empfohlen, um das Risiko von Fehlbildungen des Neuralrohrs zu reduzieren. Bei Wirbeltieren ist das Neuralrohr jene Struktur, die im Lauf der fetalen Entwicklung zum **zentralen Nervensystem** wird, somit auch zum Gehirn.

Fehlbildungen des Neuralrohrs finden in den ersten vier Schwangerschaftswochen statt: Sie betreffen das Rückenmark, das sich spalten kann (Spina bifida), aber auch das Gehirn selbst, in dem noch wesentliche Teile, wie die Gehirnhäute, fehlen oder unterentwickelt sind (Anenzephalie).

Zentrales Nervensystem

Kinder, die mit dieser Art von Fehlbildung auf die Welt kommen, überleben nur einige wenige Stunden. Um Neuralrohrdefekte zu reduzieren, werden in den USA und Kanada seit Mitte der 1990er-Jahre Mehl und Getreideprodukte mit Folsäure angereichert. Dadurch sind die Zahlen der Fehlbildungen auch nachweislich zurückgegangen[2]. Arme Länder hingegen, die aufgrund der Mangelernährung, aber auch der geringeren Möglichkeit, von Nahrungsergänzung Gebrauch zu machen, verzeichnen weiterhin diese Fehlbildungen des

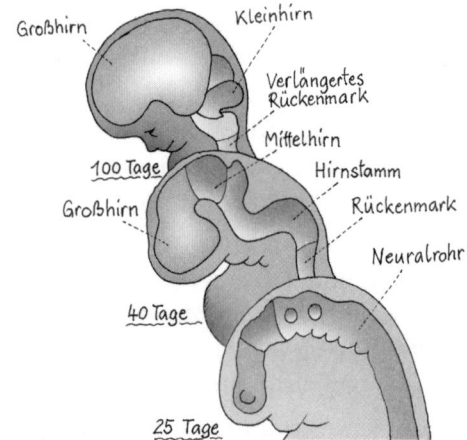

Neuralrohrentwicklung

Nervensystems[3]. In Fachpublikationen wird in über 170 Ländern weltweit eine verpflichtende Zufuhr von Folsäure in Getreideprodukten empfohlen: Darunter fallen auch Deutschland, Österreich, die Schweiz und weitere europäische Länder[4]. Die Einnahme von Folsäure senkt ebenfalls das Risiko für Tumore im Gehirn und in der Wirbelsäule bei Kindern, wie ein Übersichtsartikel[5] beschreibt. Vitamin B9 kann auf natürliche Art durch Weizenkeime, dunkelgrünes Gemüse und Hülsenfrüchte aufgenommen werden, idealerweise gemeinsam mit Vitamin B12[6]. Letzteres ist am meisten in Innereien wie Leber

20

und Niere, aber auch in Austern, Makrelen, Rindfleisch, Milchprodukten und in gewissen Algen enthalten.

Zur Auswirkung einzelner Vitamine und Spurenelemente im menschlichen Gehirn greift die vorhandene Literatur nur auf Beobachtungen zurück: Zum einen kann man in einer natürlichen Ernährung Vitamine nicht voneinander trennen, zum anderen dürfen Experimente mit Menschen kaum durchgeführt werden. Schwangeren ist nicht zuzumuten, dass sie komplett auf ein Vitamin verzichten, um dessen Mangel auf die Entwicklung des kindlichen Gehirns zu prüfen. Die meisten Studien finden daher mit Tieren statt. Nager, Affen oder Schweine darf man während der Trächtigkeit einseitig füttern und die Mengen der jeweiligen Substanzen oder einer bestimmten Diät exakt dosieren. Dadurch ist es möglich, die Auswirkungen unterschiedlicher Arten von Ernährung und von Ernährungsmängeln auf das Gehirn der Brut zu testen. Der Unterschied zwischen Schweinen beziehungsweise Nagern und Menschen sind einige wenige Gene, und man kann davon ausgehen, dass die Resultate auch für Menschen in einem bestimmten Ausmaß aussagekräftig sind.

Eine der zahlreichen Studien mit Farbratten – jenen gefleckten, besonders zahmen Tieren, die zwar speziell für die Wissenschaft gezüchtet, aber auch als Haustiere gehalten werden – hat gezeigt, dass sich eine Diät der trächtigen Mutter mit hochdosiertem **Vitamin A** auf das Belohnungssystem der Brut auswirkt: Die Jungtiere werden zurückhaltender auf die Verlockungen durch Futter und zeigen weniger Interesse an zuckerhaltiger Nahrung[7]. Allerdings konnte die Wissenschaft bisher die Mechanismen in der Entwicklung des Fötus noch nicht identifizieren, die zu geschmacklichen Vorlieben führen. Man weiß allerdings, dass sich Nahrung im Mutterleib auf unsere Gene auswirkt. Inwiefern? Seit vielen Jahrzehnten haben wir die Vorstellung, dass wir ein Produkt unserer Gene sind, unverrückbar nach der klassischen **Genetik** definiert, wie wir sie im Biologie-Unterricht über die Mendelschen Regeln der Vererbung – ja genau die Erbsenkreuzungen – gelernt haben. So erkläre ich mir, warum ich grüne Augen und Sommersprossen habe, obwohl meine Eltern braune Augen hatten und ihre Haut in der Sonne auch sofort braun wurde: Ich bin wie Oma Irene geraten, habe ihre Augenfarbe geerbt und muss mich mit Sonnenschutzfaktor 50 ausrüsten, damit ich bei meinen Radtouren nicht krebsrot werde.

Die klassische Genetik kann äußerliche Merkmale erklären, aber Charakterzüge oder Verhaltensweisen, auch Krankheiten, nicht, vor allem, wenn sie im Familienverband noch nie aufgetreten sind. Die Mendelschen Gesetze decken daher nicht die enorme Verschiedenartigkeit unseres Seins, vor allem unserer geistigen Fähigkeiten und unserer Psyche, ab. So können Kinder mit demselben Erbgut unterschiedlich intelligent und kreativ sein. Sie können auch den Hang zu Verhaltensauffälligkeiten und psychischen Krankheiten unterschiedlich voneinander entwickeln. Nach der **Epigenetik,** der Weiterentwicklung der klassischen Genetik, müssen wir, selbst wenn Genträger, nicht jene Eigenschaft oder Charaktermerkmale haben, die mit dem Gen verbunden sind. Nicht jeder, der das Gen für Depression in seinem Erbgut hat, muss auch depressiv sein. Das Gen muss im Lauf des Lebens zum Ausdruck gebracht werden, man sagt, »exprimiert«, also eingeschaltet werden. Das Gen enthält Teilprogramme, die schrittweise zur Krankheit führen. Es beginnt mit Schlaflosigkeit, später kommen die Stimmungsschwankungen, danach eine gestörte Wahrnehmung des Erlebten, eine inadäquate Kommunikation darüber, was man möchte, und so weiter. Der Mensch verändert sich laufend. All diese Schritte in Richtung Krankheit folgen aufeinander wie das Fallen von Dominosteinen. Allerdings gibt es vor dem ersten Domino-Stein eine Art Schalter, den **Promotor.**

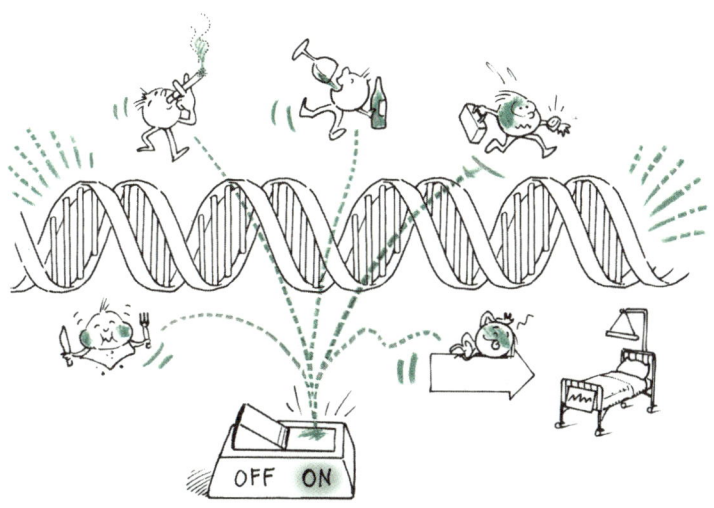

Promotor und Transkriptionsfaktoren

Er kann das ruhende Gen aktiv werden oder es weiter »schlafen« lassen, abhängig von Transkriptionsfaktoren, die sich im Promotor einlagern. Dazu gehören Umwelteinflüsse, zum Beispiel das Fehlen von UV-Licht im Erwachsenenalter, aber auch Stress. Im Mutterleib zählen zu den **Transkriptionsfaktoren** die Ernährung und Substanzen, welche die Mutter über die Umwelt aufnimmt, wie Gifte im Essen, (Düngemittel oder Pestizide), Alkohol, Zigarettenrauch, aber auch psychosozialer Stress, der aus Konflikten stammt.

Ganz wichtig in diesem Zusammenhang sind Vitamine: Auch sie zählen zu den Transkriptionsfaktoren. So wirkt sich **Vitamin A** auf die Entwicklung des Belohnungssystems aus. Es unterstützt auch die Differenzierung von Stammzellen[8] und verschiedene Wachstumsprozesse wie die Verlängerung der Axone[9]. In der Ernährung finden wir Vitamin A hochdosiert in der Leber verschiedener Tiere, daher auch in Lebertran und in orangefarbenem Gemüse, in Süßkartoffeln, Karotten, Kürbis, Aprikosen und Mango. Es findet sich ebenfalls in hohen Mengen in Butter und Grünkohl. Ernährt sich eine Schwangere bunt und abwechslungsreich, nimmt sie ausreichend Vitamin A für sich und ihr Kind auf. **Vitamin D und K** braucht der Fötus zur Entstehung und Differenzierung von Stammzellen[10]. Auch Wachstumsfaktoren, jene Substanzen, die das Wachstum der Zellen und somit das des Gehirns unterstützen[11], entfalten ihre Wirkung, wenn diese Vitamine vorhanden sind. Vitamin K ist obendrauf an der Bildung von Blutgefäßen im Gehirn beteiligt.

Dass **Vitamin B6** in der fetalen Gehirnentwicklung große Bedeutung hat, mussten wieder trächtige Farbratten beweisen. Einer Gruppe Tiere wurden täglich sechs Milligramm des Vitamins verabreicht, was einer durchschnittlichen Dosis entspricht, die man über die Nahrung aufnimmt. Die zweite Gruppe bekam den Vitaminzusatz, also die fünffache Menge (30 Milligramm) vom Vitamin B6, und eine weitere Gruppe wurde auf null Milligramm gesetzt. Die Forscher fanden heraus, dass der **Vitaminmangel** zur negativen Veränderung von Bauplänen im Gehirn der Jungtiere führte, welche die Ausschüttung und den Transport von Botenstoffen regeln. Nicht nur Dopamin, sondern auch **Serotonin** – der Neurotransmitter, der uns in der Balance hält –, und **GABA** – Gamma Aminobuttersäure, die uns Müdigkeit empfinden lässt[12], sind davon betroffen. Vitamin B6 kommt in Milchprodukten, Leber, Fisch, Weizenkeimen, Hefe, Avocado, Hülsenfrüchten, Bananen, Vollkornprodukten, Kartoffeln und grünem Kohl vor.

Die Liste der Vitamine und Spurenelemente könnte man endlos fortsetzen, und immer kämen wir zur gleichen Aussage: Ihr Mangel wirkt sich schlecht auf das Wachstum des Fötus und das seines Gehirns aus, daher auch auf seine Psyche und seine kognitiven Fähigkeiten. Allerdings ist die Dosierung der Nahrungsergänzungen mit Vorsicht zu genießen: Von Land zu Land gelten unterschiedliche Richtlinien, zum Beispiel bei Vitamin D[13], oder sie ändern sich mit der Zeit, wie bei der

Folsäure[14]. Die Grenze zwischen einer nützlichen und einer schädlichen Menge ist für Laien schwer zu unterscheiden. Die Weltgesundheitsorganisation spricht Empfehlungen aus. Vorsicht ist dennoch geboten. Überdosierung von Vitaminen, auch **Hypervitaminose** genannt, kommt regelmäßig vor. Nahrungsergänzungsmittel sind günstig, überall zu haben und nicht verschreibungspflichtig. In der Meinung, dass mehr vom Guten mehr Gutes bewirkt, nahmen Schwangere in Boston sogar zwischen zwei- und siebenmal der empfohlenen Dosis an Folsäure, Vitamin A, D und E ein[15], so eine Studie. Das muss Auswirkungen auf den Fötus haben. Auch die Häufigkeit der Einnahme ist ein wichtiges Kriterium: Mit 1.257 schwangeren Frauen wurden die zweimalige und die fünfmalige Einnahme von einem hochdosierten Kombipräparat aus Vitamin B12 und Folsäure untersucht und die Häufigkeit wurde mit dem Vorkommen von Autismus in Verbindung gebracht, »korreliert«, sagt man in der Wissenschaft. Die zweimalige Einnahme pro Woche senkte das Risiko von Autismus, die fünfmalige Einnahme allerdings steigerte es[16]. So dürfen Nahrungsergänzungsmittel nur unter professioneller Beratung eingenommen werden[17], denn wir können die Auswirkung der Überdosierung auf das Gehirn des Fötus noch nicht einschätzen, trotz wissenschaftlicher Fortschritte. Im Zweifel ist gesunder Menschenverstand der beste Ratgeber: Frische und natürliche Lebensmittel, die möglichst abwechslungsreich zubereitet werden, sorgen auch für die größte Variation an Vitaminen und Spurenelementen für Mutter und Kind. In ihrer »natürlichen« Verpackung, also nicht isoliert und zusammen mit komplementären Substanzen, wirken sie am besten und das schließt eine Überdosierung aus. Ja, der Aufwand ist notwendig, für die Mama, aber vor allem auch für das Kind!

Eine Schwangere darf nicht für zwei essen

Ich bin Gedächtnisexpertin, aber wenn ich an großen neurowissenschaftlichen Konferenzen mit 25.000 bis 35.000 Wissenschaftern teilnehme, besuche ich auch Vorträge, die mit meinem eigenen Forschungsschwerpunkt nichts zu tun haben. Das Universum Gehirn fasziniert mich in jeder Facette, und ich schaue gerne über meinen wissenschaftlichen Tellerrand hinaus. So war in den 2010er-Jahren die Ernährung und ihre Auswirkung auf das Gehirn übergewichtiger Menschen Forschungsschwerpunkt. Im Fokus stand die sogenannte »westliche Diät«. Damit bezeichnet man jene Ernährung mit viel Fett, Kohlenhydraten, Zucker, Limonaden und stark verarbeiteten industriellen Lebensmitteln. Die westliche Diät sitzt auf der Anklagebank der Wissenschaft, denn sie verändert das Gehirn, auch jenes des Kindes im Mutterleib.

Mit 17 Yucatan-Minischweinen haben französische Forscher untersucht, wie sich die westliche Diät auf das Gehirn der ungeborenen Ferkel auswirkt[18]. Acht normalgewichtige Säue bekamen während der Trächtigkeit ein Standardfutter – Pflanzliches und Getreide – neun Säue die westliche Diät, bestehend aus hochkalorischen Pellets. Mit nur 17 Tieren waren die Resultate bereits eindeutig: Die westliche Diät der Sau steigerte die Reaktion der Ferkel auf Belohnung durch Futter. Mit anderen Worten war das Belohnungssystem der Neugeborenen bereits bei der Geburt aufgrund der Nahrung, die das trächtige Tier zu sich genommen hatte, verändert. Im Rückschluss auf den Menschen geht man davon aus, dass sich Kinder, deren Mütter sich während der Schwangerschaft westlich ernährt

haben, mit Essen belohnen oder aber auch ihren Frust weg-
essen. Ist man auf **Belohnung** durch Essen empfindlicher,
öffnet sich die Tür zum Übergewicht und zu den Problemen,
die damit verbunden sind. Im Kopf der Ferkel hatte sich allerdings mehr getan. Der **Hippocampus,** die Weiterentwicklung
des Neuralrohrs, jene Region des Gehirns, die auch außerhalb
des Mutterleibs ein ganzes Leben lang Stammzellen produziert, war im Volumen kleiner, als bei Tieren, deren Mütter
während der Trächtigkeit Pflanzliches und Getreide bekommen hatten. Im verkleinerten Hippocampus entstanden auch
weniger Zellen als bei den anderen Ferkeln. Man darf nicht
vergessen, dass die Stammzellen das Baumaterial des Gehirns
sind, wie in einem Haus die Ziegeln. Haben wir weniger Baumaterial, werden wir ein kleineres Gehirn haben, das weniger
kann, ein kleines Häuschen sozusagen, statt eines Schlosses. Es
ist erschreckend, aber leider eine Tatsache: Zu viele Kalorien
bei der Mutter verursachen schwerwiegende Veränderungen
im Gehirn ihrer Nachkommen.

Die Auswirkungen der westlichen Diät bei Menschen darf
die Wissenschaft aus ethischen Gründen nicht durch Experimente untersuchen. Sie muss sich daher auf Beobachtungen
beschränken, in denen das Übergewicht der Mutter während
der Schwangerschaft mit Veränderungen im Gehirn des ungeborenen Kindes in Zusammenhang gebracht wird. Aber
was ist nun eigentlich Übergewicht? Es definiert sich über
den **BMI** – Body-Mass-Index. Das ist ein Richtwert, in dem
Körpergröße und Gewicht in Bezug zueinander stehen.

$$BMI = \frac{\text{Körpergewicht in kg}}{\left(\text{Körpergröße in m}\right)^2}$$

Die Waage macht keinen Unterschied zwischen Muskel und Fett. Daher sind ein Zehnkämpfer und ein Stubenhocker mit demselben BMI nicht gleichzusetzen. Der Sportler kann einen BMI im Grenzbereich haben. Sein hohes Gewicht ist durch die Muskelmasse bedingt. Die meisten von uns sind allerdings keine Muskelprotze: Jene Kilos, die wir mehr auf die Waage bringen, bestehen meistens aus Fett, leider! So bleibt der BMI für die meisten auch eine aussagekräftige Zahl, wenn es um Übergewicht geht. In wissenschaftlichen Publikationen startet die Beobachtung nach den Auswirkungen vom mütterlichen Übergewicht auf die kognitiven Fähigkeiten und die Psyche des ungeborenen Kindes bei einem BMI-Wert von >25. Mütter, die nicht in die Kategorie der Sportlerinnen fallen und diese Zahl aufweisen, beeinflussen laut Forschungsresultaten die Entwicklung des Gehirns ihres Kindes. Zum einen sind die intellektuellen (kognitiven) Fähigkeiten inklusive der messbaren **Intelligenz** des Kindes betroffen, zum anderen beobachtet man auch **Störungen im Verhalten,** bis hin zu psychischen Krankheiten.

Als Störung im Verhalten wird bereits übermäßige Aufnahme von Nahrung eingestuft, wenn das Kind über den Hunger hinaus isst. Eine Studie aus dem Jahr 2017 hat herausgefunden, dass Kinder übergewichtiger Mütter zu diesem Verhalten tendieren[19]. Es wird darauf zurückgeführt, dass die Kleinen weniger Andockstellen (Rezeptoren) für Dopamin haben, den Botenstoff, der unser Belohnungssystem steuert. Solche Andockstellen kann man sich wie passende Schlüssellöcher für den einen besonderen Neurotransmitter vorstellen. Sind sie in ausreichender Zahl vorhanden, verspürt das Kind Befriedigung durch die Nahrungsaufnahme. Sind sie aber in zu geringer Zahl da, muss es mehr essen, um zur Belohnung zu gelangen. So isst das Kind mehr und baut möglicherweise Übergewicht auf[20]. Auch die

Aufmerksamkeitsstörung mit Hyperaktivität (ADHS) wird in Zusammenhang mit Übergewicht bei der schwangeren Mutter gebracht[21]. Die ADHS-Symptomatik ist sehr weit verbreitet und betrifft Kinder verschiedener Altersstufen unterschiedlich schwer im Verlauf, wobei Jungen weit mehr betroffen sind als Mädchen. Hyperaktivität und Impulsivität gehören zu den auffälligen Symptomen. Ich habe mich oft gefragt, warum ADHS ausgerechnet in den USA so gehäuft vorkommt und in Europa immer mehr zur Sorge von Eltern und Schulen wird. Zuweilen dachte ich, dass es diese Verhaltensstörung möglicherweise auch früher schon gab, allerdings nicht diagnostiziert und vielleicht regelmäßig mit Ohrfeigen »therapiert«. Schwierige Kinder gab es ja schon immer. Im Lauf der Zeit musste ich durch die Menge an wissenschaftlichen Arbeiten, die zu diesem Thema entstanden sind, leider zur Kenntnis nehmen, dass wir tatsächlich heute mehr Kinder mit ADHS haben als vor fünfzig Jahren und dass der Grund unter anderem im Übergewicht der Mutter liegen kann.

Ich war auch ein »schwieriges« Kind: Ist mir das Mathe-Problem nicht beim ersten Anlauf gelungen, habe ich Heft und Buch gegen die Wand geworfen, nein, davor habe ich noch ein paar Seiten vom Heft zerrissen und durch die Luft gewirbelt wie ein Rumpelstilzchen, bevor meine Mutter mit Engelsgeduld sämtliche Teile aufgelesen und wieder zusammen gesetzt hat. Jene innere Wut – ich hätte aus der Haut fahren können und das des Öfteren, nicht nur beim Aufgabemachen – habe ich jetzt noch in Erinnerung. Vielleicht hätte man bei mir auch ADHS diagnostiziert. Aber damals existierten keine Kinderpsychiater, und ein schwieriges Kind wurde entweder geschlagen oder, wie in meinem Fall, stoisch ertragen. Meine Eltern sitzen nicht ohne Grund im Paradies. Laut Fotos war meine Mutter in der Schwangerschaft nicht übergewichtig, aber sie war eine emanzipierte Frau. Wie mehr oder weniger alle rauchte sie. Und wie alle Italiener trank sie ein Glas Wein zu jeder Mahlzeit, ja, auch in der Schwangerschaft (!). Das sind Risikofaktoren für ADHS[22, 23], die sie ausschalten hätte können. Hätte sie es nur gewusst!

Die Liste der **Verhaltensstörungen** und **psychischen Erkrankungen,** die mit Übergewicht der schwangeren Mutter in Zusammenhang stehen, lässt sich leider fortsetzen: Bulimie und Anorexie, Depression, innere Unruhe, Autismus[24] und Schizophrenie werden in Verbindung gebracht[21]. So kann uns berechtigterweise Angst und Bang um die zukünftigen Kinder sein, denn die Durchschnittsbevölkerung ist auf dem Weg des Übergewichts, und zwar weltweit. Geschätzte 30 Prozent der werdenden Mütter sind laut einer Studie aus dem Jahr 2017 als übergewichtig einzustufen (BMI >25). Tendenz steigend[25]. In den USA ist diese Zahl noch dramatischer: 37 Prozent der Frauen im gebärfähigem Alter haben einen BMI von >30 und gelten somit als fettleibig[19]. Diese Zahl hat sich im letzten Jahrzehnt um 70 Prozent gesteigert. Heißt es, dass jede Frau, deren Body-Mass-Index eine gewisse Zahl überschreitet, ihrem Kind oben genannte Probleme vererbt? Soll jede Schwangere oder bereits gewordene Mutter anfangen, sich Vorwürfe zu machen, oder sollen wir unseren Müttern Vorwürfe machen? Die Antwort auf beide Fragen lautet »Nein«! Nicht jedes Kind wird die diese Probleme bekommen, zum Glück! Nochmal von vorne: Statistisch gesehen, haben Kinder mit solchen Problemen eher übergewichtige Mütter. Das ist eine empirisch bewiesene Tatsache. Allerdings spielen neben dem mütterlichen Übergewicht eine Menge zusätzlicher Faktoren in der Entstehung von Verhaltensstörungen und Krankheiten eine wesentliche Rolle. Seelischer Stress, zum Beispiel, also psychosozialer Stress, der aus Konflikten resultiert[26], ist ein übler Akteur in diesem Zusammenhang. Im Gegensatz zum Übergewicht sieht man ihn nicht.

Während des Schreibens dieser Zeilen reflektiere ich darüber, dass ein guter Teil des Wissens, welches in dieses Buch fließt, seit mindestens zehn Jahren in den Datenbanken der Forschung ruht und selten nach außen dringt. In dieser Zeit sind unsere Essgewohnheiten zunehmend schlechter geworden. Immer mehr macht Übergewicht den Menschen zu schaffen, immer mehr Burger-Restaurants entstehen, und Pommes Frites sind allgegenwärtige Beilage zu Fast-Food-Gerichten. Es genügt nicht, den Menschen zu sagen, dass sie sich gesund ernähren sollen. Oft wird Junk-Food in Kantinen, Schul- und Universitätsmensen angeboten, sogar in Krankenhäusern, alles eine Frage der Kosten. Wir können uns nicht wehren, wenn wir abhängig sind. Aber auch am heimischen Herd setzt sich industrielles Essen durch. Meist aus Zeitmangel: Im Tiefkühler ist immer etwas Fertiges, eine Pizza zum Beispiel, die sich am Ende eines stressigen Tages schnell zubereiten lässt. Die Erkenntnis, dass Übergewicht dem Gehirn des Fötus schadet, ist für mich schwer zu ertragen. Allerdings würde mir das Zurückhalten von wissenschaftlichen Resultaten moralisches Unbehagen bereiten. Ich muss es sagen: Die Datenbanken sind auch dazu da, Wissen zu speichern und es zugänglich zu machen. Die Welt außerhalb der Forschungszentren, deren Arbeit mit Steuergeldern bezahlt wird, soll die Wahrheit erfahren und selbst entscheiden. Wir können nicht die Gehirne unserer Kinder für die Konzerne der Lebensmittelindustrie ruinieren.

Aber warum wirken sich mütterliches Übergewicht und Junk-Food auf das Gehirn des ungeborenen Kindes negativ aus? Untersuchungen haben ergeben, dass übergewichtige Menschen einen erhöhten Spiegel an **entzündungshemmenden Zytokinen (Eiweiß)** im Körpergewebe haben[27]. Diese besondere Art von Zytokinen wird vom Immunsystem freigesetzt, um Bakterien und Viren zu bekämpfen. Im Gewebe von übergewichtigen Schwangeren ist der Zytokin-Spiegel erhöht.

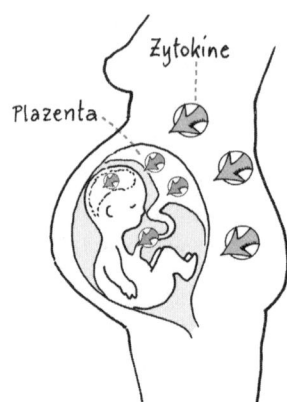

Zytokine

Plazenta

Zytokine

Dadurch gelten sie als Anzeiger (Marker) für eine **Dauerent-zündung.** Über die Plazenta werden sie in den Kreislauf des Fötus gespeist und erreichen sein Gehirn. Sie beeinflussen eine Reihe weiterer Prozesse, wodurch Gene »eingeschaltet« werden. So können Zytokine die Entwicklung von Gehirnregionen verändern, welche Emotion steuern, aber auch jene von Kernen, die wichtige Botenstoffe ausschütten – wie Dopamin und Serotonin. Letzteres macht unser Gemüt ausgeglichen und ist bei Depressionen in nicht ausreichender Menge vorhanden. Bei einem erhöhten Zytokin-Wert der Mutter erblickt ein Kind das Licht der Welt mit einem Gehirn, das durch die Dauerentzündung bereits einen Umbau der ursprünglichen Pläne erlebt hat.

Ein weiterer Grund für die erhöhte Anfälligkeit der beschriebenen neuropsychischen Störungen liegt im **oxidativen Stress** der Zelle. Als solchen bezeichnet man einen Prozess im Zellstoffwechsel, in dem die Zelle sozusagen »angegriffen« und geschwächt wird. Das kann durch Umweltgifte, aber auch Substanzen passieren, die über die Ernährung aufgenommen werden, **freie Fettsäuren** zum Beispiel. Sie kennzeichnen minderwertige Fette wie Frittierfett, Margarine und pflanzliche

Öle, die aus der Warmpressung der Samen gewonnen werden. Kaltgepresste Öle haben hingegen einen niedrigen Wert an Fettsäuren, hochwertiges Olivenöl wird dafür immer erwähnt. Ernährt sich die Schwangere »westlich«, nimmt sie besonders viele freie Fettsäuren auf, die durch **Lipolyse** (Spaltung von Fetten durch Enzyme) ins Blut gelangen. Über die Plazenta kann das »verfettete« Blut den Fötus[28] erreichen und den oxidativen Stress in seinen Zellen verursachen, auch in jenen des sich entwickelnden Gehirns. Die Folge ist die Zuschaltung von Genen, die den Bau des kindlichen Gehirns beeinflussen, es verändern und neuropsychische Störungen verursachen. Currywurst mit Pommes? Nein, bitte, wenn es geht, nicht in der Schwangerschaft!

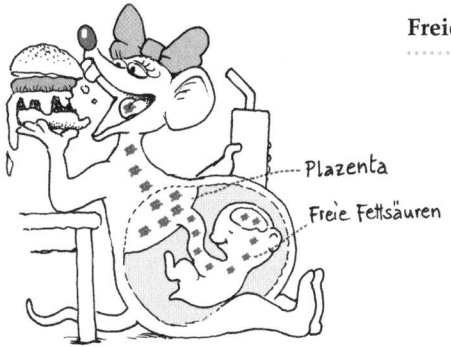

Freie Fettsäuren

Plazenta

Freie Fettsäuren

Bewusste Ernährung für das Kind im Mutterleib und ja kein Mangel!

Meine Nonna Irene hatte ein besonderes Power-Food für meine schwangere Mutter: Sie ging in den Hühnerstall, nahm ein frisch gelegtes Ei aus dem Nest, schlug es auf und reichte meiner Mutter den Dotter in der halbierten Schale, zum »Trinken«. Diese Praxis musste auch ich in meiner Kindheit, weil Frühchen, über mich ergehen lassen, einmal am Tag und das ohne Erbarmen. Der Dotter war dunkelorange und riesig, viel größer als jener von Eiern, die man heute im Geschäft kauft. Manche Hühner legten Eier mit zwei Dottern (pfui!), mir grauste davor. Noch warm und gallig erreichte die Flüssigkeit meine Zunge, mit fadenartigen Teilen im Eiweiß, ich machte die Augen zu und durch!

Unser Bewusstsein und auch unser Wissen bezüglich Ernährung wachsen täglich. Wir informieren uns über altbekannte und neuartige Lebensmittel, keine Diät geht »unbemerkt« an uns vorbei. Und wir bedenken die Umstände der Tierhaltung und wollen Nachhaltigkeit in der Gewinnung von Lebensmitteln. Viele Menschen sind in den letzten Jahren auf vegetarische und vegane Kost umgestiegen. Wie wirken sich diese Arten der Ernährung auf das Gehirn des Fötus aus? Ein Übersichtsartikel aus dem Jahr 2019[29], in dem zahlreiche Studien zusammengefasst werden, kommt zum Schluss, dass vegetarische und vegane Diäten zu einem Mangel an Eiweiß, Eisen, Vitamin D, Kalzium, Iod, Omega-3-Fettsäuren und Vitamin B12 führen können, allerdings nicht müssen. Wenn gut geplant und mit ausreichend Abwechslung, spricht nichts gegen diese

Ernährung, so die Autoren. Die Botschaft ist auch ohne wissenschaftliche Untermauerung verständlich: Damit der Fötus all das hat, was er für seine Entwicklung braucht, ist eine große Abwechslung an »gesunden«, frischen Lebensmitteln, inklusive Eiweißlieferanten, das Gebot der Stunde.

Es darf auf keinen Fall zu einer **Mangelernährung** der werdenden Mutter kommen. Diesbezüglich kann die Neurowissenschaft auf Studien an Menschen zurückgreifen, die aus mehreren Ländern stammen. Sie haben schwangere Frauen während Hungersnöten erfasst und die Kinder über Jahrzehnte in ihrer Entwicklung begleitet. *Hongerwinter* steht im Niederländischen für die Hungersnot zwischen Oktober 1944 und April 1945, während der deutschen Besatzung der Niederlande vor allem in der Region Holland (in der sich Amsterdam befindet). Die Menge verfügbarer Lebensmittel pro Person sank von Monat zu Monat drastisch. Während im November 1944 für eine schwangere Frau noch 1.000 Kalorien täglich zur Verfügung standen, anstatt mindestens 2.300 plus circa 250 Kalorien für den Fötus, sank die Kalorienzufuhr im Frühling 1945 auf 400 Kalorien am Tag. Zu dieser Zeit aßen die hungernden Menschen alles, was überhaupt essbar war, mitunter auch Tulpenzwiebeln, die sie aus den öffentlichen Parks in Amsterdam ausgruben.

Wie wirkte sich der Hunger auf die Kinder aus, die zu jenem Zeitpunkt im Mutterleib waren? Wie nicht anders zu erwarten, verheerend aus mehrfacher Sicht. Tessa Roseboom, Wissenschafterin an der Universität Amsterdam, forscht bereits seit zwei Jahrzehnten zu verschiedenen Aspekten der Mangelernährung im Fötus. Ihre Langzeituntersuchungen[30] begleiten die Betroffenen des Hongerwinters. Sie hat herausgefunden, dass Menschen, deren Mütter in der ersten Hälfte der Schwangerschaft gehungert haben, an Übergewicht und höherem Cholesterinspiegel leiden, während der umgekehrte

Effekt – Untergewicht – eintritt, wenn die Mutter in der zweiten Hälfte der Schwangerschaft unterernährt war. Die erste Erscheinung lässt sich aus Sicht der Evolution verstehen: Bei Ressourcenknappheit stellt sich der Stoffwechsel auf verbesserte Verwertung der Nahrung um. Selbst wenn der Körper wenig bekommt, kann er durchkommen. Bekommt er mehr, wird er übergewichtig.

Wichtig sind allerdings die Veränderungen im Gehirn der ungeborenen Kinder bei einer derartig dramatischen Kalorienreduktion. Die Kinder des Hongerwinters weisen als Erwachsene jede Menge psychische Krankheiten auf: asoziale Persönlichkeitszüge[31], Suchtanfälligkeit[32], Schizophrenie[33] (Persönlichkeitsspaltung) und Depression[34]. Sie sind bedeutend mehr betroffen, als Menschen, deren Mütter nicht hungerten. Diverse Studien führen diese psychiatrischen Erkrankungen auf einen Mangel an gesättigten Fettsäuren [35] zurück, die man in Nüssen, Leinöl und Fischen aus kalten Gewässern vorfindet, aber auch auf Eisenmangel[36].

Im Meisterplan der fetalen Entwicklung reichen auch noch so verschwindend geringe Mengen an Substanzen, die eine Schwangere über das Essen aufnimmt, um Gene zu aktivieren. Auch der Mangel an solchen Substanzen kann sich epigenetisch auswirken und psychische Erkrankungen auslösen. Die Hongernot-Studien zeigten zudem, dass das Gehirn der Betroffenen frühzeitig altert[37]. Das sind die Folgen, wenn weniger Nährstoffe über die Blutbahn die Neurone erreichen. Gewisse Regionen im Gehirn dieser Menschen weisen auch eine geringere Blutzufuhr auf, als bei Gleichaltrigen, deren Mütter keinen Nahrungsmangel hatten[34]. Eine optimale Blutversorgung im Erwachsenenalter ist nur möglich, wenn sich im Fötus die Blutgefäße ausreichend bilden. Sind Bausteine aus der mütterlichen Ernährung nicht vorhanden, wird auch im Gehirn des ungeborenen Kindes an Baumaterial gespart.

Die verheerenden Auswirkungen auf die Dimension des Gehirns[38], auf die kognitiven Fähigkeiten und die Psyche sind nicht nur in den Studien zur holländischen Hungersnot belegt, sondern auch in Ländern, die Ähnliches erleben mussten, u. a. in der Ukraine (1932–33) und in China (1959–61)[39]. Selbstverständlich werden die Gene psychischer Krankheiten wie Depression an die folgenden Generationen weitergegeben[40], so auch an die Enkelkinder der Hongernot.

Wir Europäer des zwanzigsten Jahrhunderts haben unsere Wurzeln in Menschen, die Kriege erlebt haben. Ich frage mich, ob Oma Irene wohl genug zu essen bekommen hat, als sie 1930 mit meiner Mutter schwanger war. In den Jahren, als sie ihre vier Kinder zur Welt brachte, also meine Mutter und ihre Geschwister, hatte sie genug zu essen. Meine Großeltern waren Tabakbauern in der Provinz Vicenza, unweit von Venedig. Sie verkauften die Ernte an den Staat. Auf ihren Feldern wuchsen Mais, Weizen und alles, was sie als Selbstversorger brauchten. Einige wenige Schweine und eine Kuh hielten sie, manchmal zwei Ziegen, auch Hühner und Kaninchen. Meine Mutter erzählte, dass das Haus in den Hügeln lag. Vor dem Haus war eine Quelle, die sich in einem kleinen Becken sammelte, bevor sie zum Bach wurde und drei Getreidemühlen speiste. Im klaren Quellwasser lebten Flusskrebse. Mamma und ihre Geschwister hoben die Steine, unter denen sich die Krustentiere versteckten, und stachen mit einer Gabel auf sie ein. Nonna Irene schälte und wälzte den Fang in Mehl, warf ihn in heißes Pflanzenöl und mit Polenta als Beilage – also Maisbrei, dem Grundnahrungsmittel der Norditaliener – aß die sechsköpfige Familie zu Mittag.

Was hat der zweite Weltkrieg mit uns gemacht? Wie hat er sich auf die Generation der Eltern ausgewirkt und auf die Föten, die vielleicht nur eine halbe Scheibe Brot am Tag zur Verfügung hatten, um zu wachsen und das Licht der auch noch hungernden Welt zu erblicken? Wie war es in jenen Tagen, als die Care-Pakete der Amerikaner den schlimmsten Hunger beseitigten? Die meisten von uns können es schwer nachvollziehen, denn wir haben bisher keinen Mangel an Lebensmitteln erlebt. Vielleicht waren unsere Eltern ein bisschen streng mit der Menge Nutella, die aufs Brot durfte, auch deswegen, weil sie damals in kleinen, sauteuren Gläsern verkauft wurde. Aber wir sind immer satt vom Esstisch aufgestanden. Welches Glück, in einer Gesellschaft und einer Zeit aufzuwachsen, die sich alles bequem im Supermarkt holen kann!

Wie Currywurst und Pommes
im Mutterleib schmecken

Italienerinnen der Generation meiner Mutter – also in den 1930er-Jahren geboren – kochten sehr unterschiedlich. Eine unsichtbare kulinarische Grenze verlief unterhalb der Po-Ebene. Nördlich davon verwendeten die Köchinnen Butter, ausschließlich raffiniertes Olivenöl, weil milder im Geschmack, Eiernudeln, Reis, Parmesan und auch Schweinefleisch. Südlich dieser Grenze war nur kaltgepresstes Olivenöl als Fett im Einsatz. Hartweizennudeln bildeten die Ernährungsgrundlage, dazu Pecorino als Reibkäse und meistens Rindfleisch. Das Hauptnahrungsmittel der Po-Ebene war bis zur Industrialisierung der Landwirtschaft Polenta, also ein Brei aus Maisgrieß. So nennt man die Bewohner dieses Teils Italiens die Polentoni, *also Polentafresser. Und so wurde auch ich im Mutterleib gefüttert, als* Polentona.

Der Fötus ist eine unglaublich ausgeklügelte Baustelle: Tag für Tag wächst und funktioniert sie sofort. So ist auch das Nervensystem bereits ab der achten Schwangerschaftswoche rudimentär aktiv. Das sieht man an den Spontanbewegungen des Ungeborenen, an den ersten Reflexen (Greifreflexen), die vierzehn Tage später auftreten und gut im Ultraschall zu beobachten sind. In der Fruchtblase ereignet sich aber allerlei, das man von außen nicht sieht: Etwa beginnt der Fötus im fünften Monat zu hören[41]! Spielt man ihm ein Geräusch vor, reagiert er mit beschleunigter Herzfrequenz und Bewegungen. Geschieht es des Öfteren, reagiert er nicht mehr mit der gleichen Intensität, weil er das Geräusch »kennt«. Somit lernt er seine Umgebung zuerst akustisch kennen: die Stimme der Mama, die vom Papa, der Geschwister, vom Hund, den Lärm der Müllabfuhr in der Nacht. All das geht durch das Fruchtwasser durch und wird zur gewohnten Geräuschkulisse, die sich im Lauf der Monate zum beruhigenden Herzschlag der Mutter gesellt. Deswegen schlafen Babys ja so gut, selbst wenn alles um sie herum laut ist.

Die erste Schule des Lebens ist der Mutterleib. Im Gehirn des Fötus vernetzen sich Neurone. Sie sind eine besondere Art Zellen. Sobald sie stimuliert werden, wachsen ihre Fortsätze, die Dendriten und das Axon. Die **Dendriten,** mit denen die Zelle aus anderen Zellen Information empfängt – sozusagen ihre »Antennen« – werden länger und verzweigter, gleiches gilt auch für das **Axon,** das »Sprachrohr« der Zelle, das Information zu anderen Zellen überträgt. **Lernen** geschieht, wenn Information aus der Außenwelt das kindliche Gehirn erreicht und die Neurone sich vernetzen.

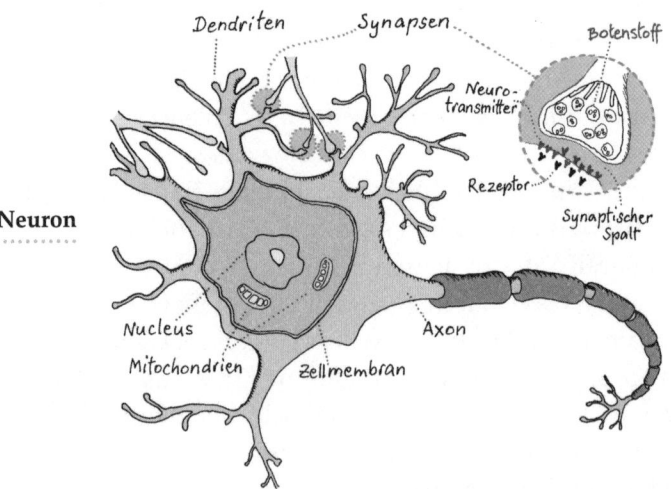

Hört der Fötus im Mutterleib die Stimme seiner Mama, verlängern sich diese Fortsätze in der Hörrinde. Das ist jener Bereich der Gehirnoberfläche über den Ohren, der für die Stimmverarbeitung zuständig ist. Dass Zellen untereinander kommunizieren, ist aber erst möglich, wenn auch am Axon und den Dendriten Kontaktstellen, die sogenannten **Synapsen,** entstehen: Nur an der Synapse kann das Signal von Zelle zu Zelle übergehen. Je öfter der Fötus eine Stimme hört, desto »stärker« werden Dendriten, Axone und Synapsen. Miteinander bilden sie ein **Netzwerk,** welches als einzigartiges Muster eine Stimme oder ein Geräusch im Gehirn repräsentiert. Nicht nur das: Diese Zellen, die sich zum Netzwerk für die Stimme der Mama formiert haben, kommunizieren untereinander: Man sagt dazu, sie »feuern« besonders heftig, wenn der Fötus sie hört. Mit anderen Worten sind sie nicht nur anatomisch ein Netzwerk, sondern funktionieren auch als solches. Eine einzige Zelle in der Hörrinde kann »nichts«. Sie kann erst im Verband viel, wenn sie vernetzt ist. Übrigens: Weil die **Mama-Stimme** so wichtig ist, wird sie besonders gut gespeichert. Durch die Knochen und insbesondere durch das Becken wird sie »verstärkt«, daher intensiver wahrgenommen und als stabiles Muster abgelegt, während Geräusche und andere Stimmen aus der Außenwelt durch das Fruchtwasser nur gedämpft ankommen. Aber auch sie bilden Netzwerke.

Als ich das Licht der Welt erblickte, erkannte ich bereits die Stimme meiner Mamma. Die Voraussetzungen, um gut auf dieser Welt zu funktionieren, waren bei mir allerdings nicht optimal. Ausgerechnet in den letzten drei Monaten der Schwangerschaft entstehen besonders viele Dendriten, sie verästeln sich, die Axone wachsen und sie werden dicker. Diesen Vorgang nennt man **»Arborisierung«.** Wie nicht anders zu erwarten, bilden sich auch die Synapsen in der 34. Woche auf Hochtouren, circa 40.000 pro Sekunde. Bei einem solchen anatomischen Wachstum faltet sich die Rinde, denn sie hat im kleinen Babyschädel immer weniger Platz. Der Kopf darf sich seinerseits nicht vergrößern, denn er muss den Geburtskanal passieren. Alles ganz schön ausgeklügelt von der Evolution!

So lernt der Fötus im Mutterleib viel mehr, als wir vermuten, zum Beispiel **Geschmack**[42]. Ab dem fünften Monat beginnt er Fruchtwasser zu schlucken, seine erste Mahlzeit sozusagen. Sie erreicht die Zunge und die Mundhöhle, in der sich ab der zehnten Woche funktionsfähige **Geschmacksrezeptoren** entwickeln, also Andockstellen für chemische Substanzen, die im Fruchtwasser enthalten sind. Diese Rezeptoren unterscheiden zwischen salzig, süß, bitter, sauer und umami, dem Geschmack der Fleischbrühe, wie man ihn im Japanischen bezeichnet. Werden die Rezeptoren durch das Fruchtwasser aktiv, schicken sie ein Signal an die **Insel,** jene Region im Gehirn, die Geschmack verarbeitet. Ihre Neurone verbinden sich zu Netzwerken für das »Geschmeckte«. So hat jeder Geschmack eine Repräsentation im Gehirn, ein **Muster.** Interessant ist die Beobachtung, dass Kinder im Mutterleib bereits Präferenzen haben: Süß mögen sie gleich, an einen Bittergeschmack müssen sie sich erst gewöhnen. Bereits in den 1930er-Jahren des vorigen Jahrhunderts führte DeSnoo, ein holländischer Wissenschafter, Experimente zu Vorlieben im Mutterleib durch. Er leitete eine süße und eine bittere Lösung in das Fruchtwasser ein. Bei der süßen schluckten die Föten mehr Fruchtwasser, bei der bitteren gar nicht[43]. Die natürliche **Präferenz** für Süßes ist möglicherweise evolutionär darauf zurückzuführen, dass Früchte, die zuckerhaltig sind, mehr Kalorien für das Wachstum bereitstellen. Bitter signalisiert hingegen, dass die betreffenden Früchte oder Pflanzen giftig sein können[44]. Abhängig von den Lebensmitteln, die von der Schwangeren gegessen werden, bekommt das Kind die geschmackliche Feineinstellung, die Anpassung an die Umwelt, in die es geboren wird. So isst das Kleine gerne, was ihm gereicht wird. Das ist verständlich und gut so, denn die Nahrung der Inuit in Grönland hat sich bis vor 100 Jahren stark unterschieden von jener der Massai in Kenia. Die Kleinen hier wie dort müssen damit zurechtkommen.

Wie zu erwarten, verstärkt eine zuckerreiche Ernährung der Mutter die natürliche **Prädisposition** für Süßes im Kind. Ob meine Liebe zu Gemüse schon im Mutterleib entstanden ist? Ich habe bestimmt eine vorgeburtliche Erfahrung mit dem bitteren Löwenzahnsalat gemacht, der bei uns im Aostatal im März nach der Schneeschmelze auf den Kuhweiden geerntet wird. Meine Mamma bereitete ihn als Salat zu, mit Schalotten, hartgekochten Eiern von der Oma, grob gemahlenem schwarzen Pfeffer und Olivenöl, aber auch als gekochtes Gemüse, in Butter geschwenkt und mit Parmesan überbacken. Heute dünge ich meinen Garten nicht, damit auch der Löwenzahn frei von Phosphaten wächst und ich ihn mir nach der Familientradition zubereiten kann: So entstehen Vorlieben für den einen oder den anderen Geschmack bereits im Mutterleib!

Vom Alkohol im Mutterleib

Sie werden möglicherweise darüber nachgedacht haben, dass ich mein erstes Glas Wein im Mutterleib zu mir nehmen musste, ungewollt. Ja, mich schockiert es auch, wenn ich darüber nachdenke. Da ich meine Mutter nicht mehr fragen kann, führte ich kürzlich ein Gespräch mit einer Tante zu diesem Thema. Sie meinte, damals hätte die Vorstellung geherrscht, dass ein Glas Wein pro Mahlzeit für den Kreislauf der Schwangeren gut sei (!). So wie ich mussten in den 1960er- und sicher auch noch 1970er-Jahren Millionen italienische Kinder mit einem Glas Wein pro Mahlzeit im Mutterleib Vorlieb nehmen. Bestimmt war es nicht gut, aber wie man sieht, ist ein Fötus sehr resilient!

Im Jahr 2016, lange Zeit nach meinem ersten Glas Wein im Mamabauch, war ich in Chicago auf einer großen Konferenz. Einer der Schwerpunkte war die Auswirkung von Ethanol auf das Gehirn, so bezeichnet man Alkohol, wenn man in der Wissenschaft darüber spricht. Dort hörte ich zum ersten Mal von einem Experiment, in dem Rattenembryos, die im Mutterleib über die Mutter Alkohol bekamen, Mikroblutungen im Gehirn zur Folge hatten[45]. Ich dachte, es müsse sich um große Mengen handeln, *»binge drinking«*, also übermäßigen Konsum, »Komasaufen« würden wir sagen. Dem war aber nicht so. Mikroblutungen konnten bereits beobachtet werden, wenn die Rattendamen die einem Glas Wein entsprechende Alkohol-Menge pro Tag verabreicht bekamen. Dies geschah, indem Ethanoldämpfe in die Boxen der trächtigen Tiere eingeleitet und von ihnen eingeatmet wurden. Arme Rattenföten! Eine Mikroblutung ist der Austritt von Blut an einer bestimmten Stelle, ein kleiner Schlaganfall sozusagen. Betroffen davon sind Neurone und Netzwerke, die sich bereits gebildet haben. Die Zellen sterben, und die Verbindungen unter ihnen gehen kaputt. Dadurch sind die Speicherung von Information und ihr Abruf beeinträchtigt. Im Experiment konnten die Wissenschafter den Schaden sowohl auf der Oberfläche als auch in Strukturen im Inneren des Gehirns nachweisen, dort, wo Wichtiges wie zum Beispiel die Regulierung der Körpertemperatur geschieht. Bei den Jungtieren, die im Mutterleib Alkohol aufgenommen hatten, waren auch motorische Defizite zu beobachten, möglicherweise durch Schäden im Kleinhirn verursacht. Es ist unter anderem für die Bewegungsteuerung zuständig. Ähnliche Studien[46] berichten aber auch von Beeinträchtigungen beim Lernen, von Auffälligkeiten im sozialen Verhalten, auch von Veränderungen der Reaktion auf Stress und Suchtanfälligkeit.

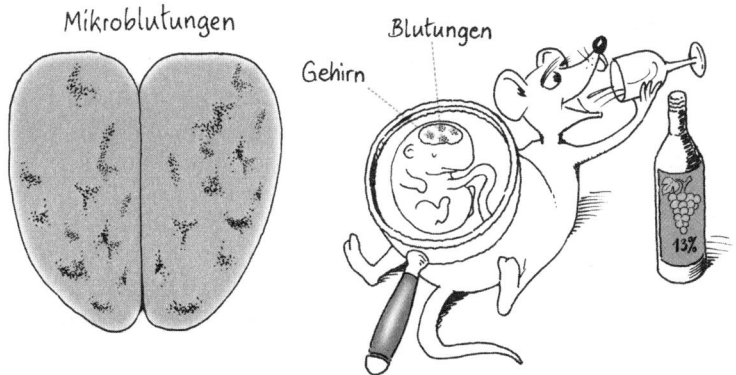

Mikroblutungen

Blutungen

Gehirn

Auswirkungen von Ethanol auf das fötale Gehirn

Beim Menschen kann man die Auswirkung von Ethanol nicht wie im Tierexperiment untersuchen: Ethisch ist nicht vertretbar, schwangeren Frauen eine gewisse Menge Alkohol zu verabreichen, um dessen Auswirkung auf das Gehirn des Fötus zu beobachten. Allerdings kommen leider (zu) viele Babys mit Ethanolschäden auf die Welt. In Deutschland sind es geschätzte 7.000 im Jahr, die das **fötale Alkoholsyndrom** (FAS) aufweisen. Fliehendes Kinn, fehlende Rinne zwischen Nase und Mund, Mandelaugen und ein verkürzter Nasenrücken sind typische Gesichtsmerkmale dieser Entwicklungsstörung. Im Körperwuchs sind FAS-Kinder kleiner als Gleichaltrige. Ihre Wahrnehmung entspricht nicht jener ihrer Zeitgenossen, wodurch sich die Kleinen öfter verletzen, weil sie Höhe, Tiefe oder Hindernisse nicht richtig einschätzen können. Auch ihre kognitiven Fähigkeiten sind eingeschränkt: Sie lernen später zu sprechen, können sich schlecht konzentrieren, ihr Kurzzeitgedächtnis ist schwach und ihr Intelligenzquotient liegt durchschnittlich bei circa 75, jenes eines Kindes ohne FAS bei 80. Die Alkoholschäden im Gehirn bedingen auch Hyperaktivität, impulsives Verhalten und auffällige Interaktionen wie das Fehlen sozialer Distanz. Möglicherweise fragen Sie sich gerade, ob all diese Unterschiede mit Mikroblutungen im Gehirn zusammenhängen. Es ist möglich, aber einstweilen nicht belegt, weil noch nicht ausreichend untersucht. Bei den Ratten werden die Jungtiere nach der Geburt »geopfert«, so sagt man, wenn sie zu wissenschaftlichen Zwecken getötet werden. Ihr Gehirn wird danach genauesten Analysen unterzogen. Auch vom Tierexperiment wissen wir, dass Ethanol für sich bildende Neurone Gift ist: Es kann bis zu 30 Prozent der Zellen töten. Dadurch erklärt sich einerseits das kleinere Gehirnvolumen, andererseits auch die vielen Veränderungen und Auffälligkeiten im Verhalten dieser Betroffenen, ob Ratten oder Menschenkinder.

Es ist beunruhigend zu wissen, wie sich Alkohol auf das Gehirn des Fötus auswirkt. Andererseits ist der Mensch auch sehr resilient, und nicht jedes Kind, das im Mutterleib Alkohol ausgesetzt wird, kommt mit FAS auf die Welt, zum Glück!

Eine berühmte Studie[47] an der Universität Seattle untersuchte in den 1990er-Jahren ein- und zweieiige Zwillinge, die im Mutterleib Alkohol aufgenommen hatten. Während die eineiigen Geschwister im gleichen Ausmaß von FAS betroffen waren, war es bei den zweieigen nicht der Fall. Dies führten die Wissenschafter darauf zurück, dass **das persönliche Genom** – also der Pool unserer Gene – unterschiedlich durch Ethanol modifizierbar ist. Auch die Regenerationsfähigkeit des kindlichen Gehirns nach der Geburt spielt eine große Rolle, insbesondere, wenn das Kind nicht gröberen Mengen Alkohol ausgesetzt wurde. So tröste ich mich, und so wird es auch bei Millionen italienischer Kinder gewesen sein, deren Mütter wie meine ein Glas Wein zu jeder Mahlzeit getrunken haben. Allerdings soll dies nicht als Berechtigung für moderates Alkoholkonsum dienen. Für werdende Mütter gilt eine einzige Regel, um Risiken möglichst auszuschalten und sie lautet: Gar kein Alkohol!

Wer kam zuerst, das Huhn oder das Ei?

In meiner ersten Klasse Volksschule war Marco (Name geändert) sitzen geblieben. Wenn ich nach all diesen Jahren daran denke, scheint es mir unmöglich, dass ein Kind das erste Schuljahr nicht schafft. Er saß hinten in der letzten Reihe, hatte einen zerstreuten Blick, und sofern ich mich erinnern kann, tat er sich sehr schwer mit allem. Er hatte es mit uns auch nicht leicht. Wir hänselten ihn, weil er beim Spielen ebenfalls nicht mithalten konnte, auch motorisch nicht. Wir waren schneller und schlauer. Zu Hause hörte ich, dass der arme Marco ein Rauschkind sei, sein Vater ein Alkoholiker, und er immer geschlagen werde. Deswegen – laut meinen Eltern – sei er zurückgeblieben. Ich sehe ihn noch mit seinen zerzausten Haaren, der weiten Hose und dem leeren Blick. Diese Erinnerung tut heute noch weh.

Natürlich werden wir nie erfahren, was die Ursache für Marcos **Retardierung** war. Möglicherweise hatte sie mit dem Alkoholkonsum seines Vaters zu tun, aber wie genau? Während es nachvollziehbar ist, dass der Lebensstil der Mutter das Gehirn des Fötus verändern kann, ist es relativ »neu«, dass auch der Lebensstil des Vaters vor der Zeugung eine große Rolle spielt. Tatsächlich kann sich väterlicher Alkoholkonsum in den letzten Monaten vor der Zeugung auf das Gehirn des Kindes auswirken. Die Epigenetik lehrt uns, dass die Gene des Vaters im Spermium Veränderungen durchmachen, abhängig von seinem Lebensstil. In diesem Sinn kann sich Alkoholkonsum bereits vor der Zeugung auswirken[48]. Ich war verblüfft, als ich 2013 das erste Mal in einem Vortrag von Tracy Bale, auf einer

großen Konferenz in San Diego, davon hörte. Die Neurowissenschafterin der Universität von Pennsylvania beforscht
den Einfluss des Lebensstils der Eltern auf deren Gene. Welt-
weites Ansehen hat sie unter anderem deshalb erlangt, weil
sie entdeckte, dass jegliches Erlebnis der Mutter das kindliche
Gehirn erreicht, auch Stress. In Form von Cortisol wird er
über die Plazenta an das Ungeborene weitergegeben. Dadurch können epigenetische Veränderungen im Fötus ausgelöst werden[49].

Dass **Drogen** einen Einfluss auf die männliche Fruchtbar-
keit haben, weiß man schon lange. In einer 1997 durchgeführ-
ten Studie[50] wurden Ratten auf Kokain gesetzt. Man entdeckte
im Hodengewebe Rezeptoren, also Andockstellen, an welche
sich Kokain bindet. Dadurch wirkt sich die Droge auf die
Spermien aus, auf ihren Stoffwechsel, und beeinträchtigt ihre
Lebensfähigkeit. Sie vererbt auch weitere Eigenschaften wie
Veränderungen im Belohnungsverhalten[51], welches weniger
empfindlich wird. Dies steigert die Anfälligkeit für Drogen.
Mit **Alkohol** haben unzählige Tierstudien stattgefunden. Fazit ist, dass Ethanol fötale Gehirne auf mehrfache Weise verändert: Es schwächt das Gedächtnis, die motorischen Fähigkeiten, führt aber auch zu hyperaktivem Verhalten. In der
sozialen Interaktion sind Nachkommen von Tieren, die im
Experiment Ethanol aufnehmen mussten, aggressiver, ängstli-
cher und depressiver als ihre Zeitgenossen, deren Väter nicht
der Wissenschaft zuliebe dazu gezwungen wurden. Von Interesse ist bei den Nagern auch die Reduzierung von Nervenwachstumsfaktoren, die für den Aufbau der Neurone und ihre
Verbindungen von grundlegender Bedeutung sind[52]. Das erklärt einige der negativen Veränderungen im kindlichen Ge-
hirnaufbau. Dagegen können Männer etwas tun: Mindestens
ein halbes Jahr vor der Zeugung sollen sie keinen Alkohol
mehr trinken!

Die Leserinnen werden jetzt aufatmen: Ja, auch der Vater trägt Verantwortung für ein gesundes und leistungsfähiges Gehirn bei seinem Kind. Und das ist nicht nur beim Alkoholkonsum der Fall: Isst er »westlich« – also industriell verarbeitete Lebensmittel, ungesunde Fette, viel Zucker und wenig Obst und Gemüse –, wirkt sich das auf seine Nachkommen negativ aus. Eine japanische Forschergruppe hat Mäuseriche vier Wochen lang auf eine hochkalorische Diät gesetzt, bis sie fettleibig wurden. Ihre Nachkommen kamen mit einem überdurchschnittlich hohen Gewicht auf die Welt, wiesen Glukoseintoleranz (die Vorstufe zu Diabetes) auf, und in den Fettzellen der jungen Mäuse waren niedrige Werte von **Leptin** und **Adiponektin** nachweisbar, jene Hormone, die das Hungergefühl im Gehirn steuern[53]. Also hatten die Jungmäuse bereits bei ihrer Geburt die Neigung dazu, überdurchschnittlich viel zu fressen und fettleibig zu werden. Vielmehr steigern niedrige Werte der genannten Hormone das Risiko für Diabetes, was in seiner Vorstufe als Glukoseintoleranz in den neugeborenen Tieren bereits nachweisbar war. Nicht zuletzt kann Adiponektin das **Demenzrisiko** erhöhen[54]. Isst der Vater hochkalorisch, kann er diese so gefürchtete Krankheit übertragen, auch wenn er sie selbst nicht hat.

Die japanischen Forscher wollten auch wissen, ob die Enkelkinder der fettleibigen Mäuseriche von diesen Problemen betroffen waren. Sie züchteten weiter, diesmal ohne hochkalorische Futtergabe an die Elterntiere. Die zweite Generation wies die gleichen Probleme auf, allerdings in milder Form. In der dritten Generation waren die Werte von Leptin und Adiponektin hingegen wieder im normalen Bereich, und die Mäuse wurden auch schlanker. Eine epigenetische Veränderung kann sich also über mehrere Generationen auswirken. Allerdings kann eine solche negative Entwicklung auch rückgängig gemacht werden. Aber das dauert wieder viele Jahre. Dadurch ist es besser, sich von regelmäßigen hochkalorischen Mahlzeiten der westlichen Diät zu verabschieden, für sich selbst und für unsere Nachkommen. Es gibt allerdings noch eine Möglichkeit seitens des Vaters, die epigenetischen Auswirkungen von Übergewicht auf die Brut zu reduzieren: **Bewegung!** In einem Experiment mit drei Wochen alten Mäuserichen konnten Forscher nachweisen, dass hochkalorisch gefütterte Väter mit einem Laufrad im Käfig, ihren Kindern zwar das Übergewicht vererbten, aber kein erhöhtes Risiko für **Diabetes 2**[55]. Das ist schon ein Lichtblick, wenn man bedenkt, dass diese Erkrankung eine Bedrohung für das Gehirn des (geborenen) Kindes darstellt. Sie trägt zu allgemeinen entzündlichen Zuständen und zum oxidativen Stress der Zellen bei, wodurch ihre Funktionsfähigkeit reduziert und ihr Alterungsprozess beschleunigt wird. Als Erscheinungen »an der Oberfläche« können kognitive Minderleistungen und psychomotorische Verlangsamung auftreten[56].

Wir sind mit der Denkweise aufgewachsen, dass unsere Gene alles bestimmen. Es hieß lange Zeit »wir sind unsere Gene«, und das hörte sich wie ein Urteil an, ohne die Möglichkeit, am eigenen Schicksal oder an dem unserer Kinder etwas verändern zu können. Dem ist nicht so: Wir sind zwar unsere Gene, aber wir können sie, ihre Transkriptionsfaktoren, so beeinflussen, dass sie aktiv oder stillgelegt werden. Durch einen gesunden Lebensstil entscheiden wir zwar nicht, ob unser Kind blond oder dunkelhaarig wird, dafür sind die Mendelschen Gesetze zuständig. Wir haben aber Einfluss auf seine geistigen Fähigkeiten, darauf, wie es lernt und denkt, und auch auf seinen »Charakter«, darauf, wie es emotional reagiert, ob es psychisch stabil ist oder nicht. Ein guter Teil dieser Beeinflussung findet also epigenetisch auch durch »gute« und »schlechte« Ernährung statt und das bis zum letzten Augenblick vor der Zeugung. Neue Studien belegen, dass die väterliche Erbinformation über

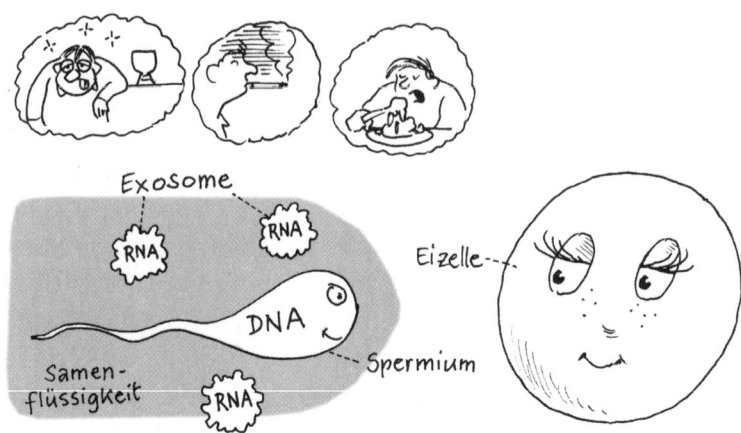

Spermium und Exosome

eine noch feinere epigenetische Einstellung verfügt, als früher gedacht: Sie wird nicht ausschließlich über die DNA des Spermiums weitergegeben, sondern auch über die **Samenflüssigkeit**[57], in der die Spermien auf dem Weg zum Ei reisen.

Im Sekret befinden sich unter anderem **Exosome,** also extrem kleine Vesikel (50–1.000 Nanometer), die von Zellen – also der Zellmembran – in ihre Umgebung freigesetzt werden. Exosome enthalten Fett, Eiweiß und **RNA** – Ribonukleinsäure. Sie ist im Gegensatz zur DNA einsträngig und kann Erbinformation an die Zielzelle (das weibliche Ei) übertragen. Ein Spermium ist also nicht allein unterwegs zur Eizelle, sondern in Begleitung vieler Exosome! Zusammen können sie ihrer Arbeit am besten nachgehen. Während das Spermium in etwa zehn Wochen ausreift und bis zu einem Monat »aufgehoben« werden kann, also insgesamt dreieinhalb Monate epigenetische Einflüsse einbaut, können die Exosome die allerletzte Information aufnehmen.

Um noch einmal auf Alkohol zurückzukommen: Auch der Rausch der letzten Nacht vor der Zeugung schreibt sich als

Transkriptionsfaktor in das Spermium ein, wie auch hochkalorisches Essen, Stress und so weiter. Alles, was der Vater
in dieser Zeit erlebt! In den Exosomen wird die allerneueste
Information weitergeben[58]. Die traurige und diskriminierende
Bezeichnung »Rauschkind« hat ihre Wurzeln tatsächlich in
der Epigenetik. Fragen Sie mich bitte nicht, ob mein Papa
auch Alkohol getrunken hat, denn die Antwort lautet »Ja!«.
Auch er hat ein Glas Wein zu jeder Mahlzeit getrunken, so
wie alle Italiener seiner Generation. Und er hat auch geraucht,
so wie die anderen. Sehen Sie? Föten sind sehr resilient, aber
mit diesem neuen Wissen kann man Generationen von Kindern in die Welt setzen, die ohne Drogen ihren Weg ins Leben
nehmen.

Während die männliche Genetikbaustelle sehr dynamisch
und relativ kurzlebig ist, schlummert das **weibliche Ei** ein
ganzes Leben im Eierstock der Frau. Ganz und gar nicht von
äußeren Einflüssen geschützt, wie man früher dachte, sam-
melt das Ei **alle Erfahrungen** der Trägerin, bis es den Eierstock verlässt und sich auf seine Reise zum Uterus macht. So
haben sich die Ess- und Trinkgewohnheiten der Frau, auch ihr
Gewicht, bereits vor der Schwangerschaft eingeschrieben,
sind zu epigenetischen Programmen geworden, die sie weiter-
gibt. Es macht wohl Sinn, vier Milligramm
Folsäure täglich schon fünf bis sechs Monate vor der Befruchtung einzunehmen[59],
um Missbildungen des Neuralrohrs vorzubeugen. Es macht aber auch Sinn, das Körpergewicht im Auge zu behalten, denn ein
BMI von 27 vor der Schwangerschaft kann
das Risiko psychischer Erkrankungen für
das Kind wesentlich steigern[60], so eine Studie aus dem Jahr 2019. Entzündungen, die
im Körper der Frau auch vor der Befruch-

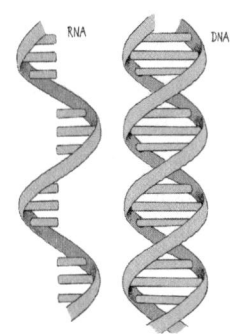

RNA und DNA

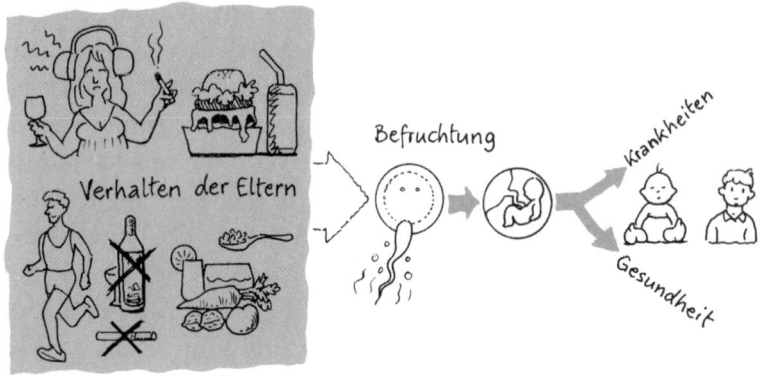

Epigenetik

tung vorhanden sind, wirken sich auf die Transkriptionsfaktoren im Ei aus. Allerdings gilt das auch für präventive Maßnahmen – und das ist die gute Nachricht – wie eine Ernährung, die reich an Omega-3-Fettsäuren ist: Sie wirken entzündungshemmend. Kaltwasserfische, Nüsse, insbesondere Walnüsse oder kaltgepresste Öle sind hervorragende Lieferanten dieser Fettsäuren.

Ein gesunder Lebensstil mit einer ausgewogenen Ernährung ist die beste Vorbereitung auf die Zeugung von Kindern, die kognitiv leistungsfähig und psychisch gesund sind. Es schreibt sich leicht, aber es ist für Millionen von Menschen, von zukünftigen Eltern, aus unterschiedlichen Gründen schwer umzusetzen. Und zugegebenermaßen sind wir alle, deren Eltern vor der Zeugung und während der Schwangerschaft nicht alles nach Lehrbuch der Epigenetik richtig gemacht haben, auch auf der Welt, mehr oder weniger erfolgreich und mit Problemen behaftet, die andere – deren Eltern sich vorbildlich verhielten – auch haben. Der Unterschied zwischen unseren Eltern und Ihnen als potentiellen Eltern ist das Wissen, das uns 2021 zur Verfügung steht. Für die zukünftigen

Generationen ist es höchst relevant, und wir tragen die Verantwortung für seine Umsetzung: ich als Wissenschafterin und Sie – möglicherweise – als Eltern. Wir – unser Intellekt und unsere Psyche – sind das, was wir essen, und wir sind auch das, was unsere Eltern und Vorfahren gegessen und getrunken haben!

2

Muttermilch und Nutellabrot

Ist Muttermilch das Beste für das Baby?

»Mamma, gib mir deine ›Palusse‹«, so nannte ich die Brust meiner Mutter, mit einem Wort, das ich selbst erfunden hatte. Angeblich war ich mit 15 Monaten schon resolut genug, um auf wackelnden Beinen einen Stuhl für meine Mamma hinzurücken, wo ich sie sitzend haben wollte, um mich nach Lust und Laune an ihrer Brust zu bedienen. Und sie war glücklich, dass ich das konnte, Hunger verspürte und selbstbestimmt entschied, ob ich Muttermilch trinken, Spaghetti mit den Händen essen oder ein Schnitzel trocken lutschen wollte. So erzählt es meine Schwester heute, die fünfzehn Jahre älter ist als ich.

Ich durfte die Muttermilch bis zum 22. Lebensmonat genießen. Meine Mamma hörte zum Glück auf ihren Instinkt und nicht auf den Kinderarzt, der ihr empfohlen hatte, nach sechs Monaten abzustillen, damit sie mehr Bewegungsfreiheit genießen konnte. Und ihr Instinkt machte mich zum Wonneproppen. Eine glückliche Stillzeit hatten wir, in der sich unsere starke Verbindung entwickelte. Die Beziehung zwischen Mutter und Kind ist ein komplexes evolutionäres Phänomen, welches von zahllosen Mechanismen geregelt wird, damit die Mutter ihr Kind beschützt und versorgt. Viele dieser Mechanismen regelt das Bindungshormon Oxytocin. Vor circa hundert Jahren wurde dieses Neuropeptid erstmalig isoliert und zunächst in Zusammenhang mit Wehen gebracht. Seine Bezeichnung aus dem Altgriechischen bedeutet auch in etwa »schnelle Geburt« (›ōkys‹, schnell – und ›tokos‹, Geburt). Noch heute bekommen Gebärende sogenannte »Wehentropfen«, damit sich die

59

Gebärmutter zusammenzieht und die Geburt damit in Gang gesetzt oder beschleunigt wird.

Die **Mutter-Kind-Beziehung** nimmt außerhalb des Bauchs ihren Anfang mit dem **Stillen.** Wenn das Kind an der Brust nuckelt, erreicht das Nervensignal spezialisierte Neurone im Hypothalamus der Mutter, die Oxytocin ausschütten. Es gelangt in ihr Blut und regt zunächst den Milchfluss stoßartig an. Gleichzeitig wird die Stillende auf das Saugverhalten ihres Kindes aufmerksam und besonders fürsorglich. Sie herzt ihr Baby, streichelt und säubert es. Wenn das Kind liebevoll berührt wird, senden Mechanorezeptoren, also Sinneszellen in der Haut des Kindes, Signale an sein Gehirn, wodurch die eigene Ausschüttung von Oxytocin angeregt wird. Stehen Mama und Baby unter Oxytocineinwirkung, sind mehrere Effekte zu beobachten. Beide werden ruhiger: Oxytocin – auch als »Kuschelhormon« bezeichnet – ist ein Gegenspieler des Stresshormons Cortisol und bewirkt seinen Abbau. Körperliche Berührung ist also ein gutes Mittel gegen Stress, aber nicht nur das: Mama und Kind werden auch glücklicher. Dies geschieht, weil die Axone von Nervenzellen im Hypothalamus, die Oxytocin produzieren, weitreichend sind. Sie transportieren den Botenstoff bis zum **ventralen Tegmentum** und zur **Substantia nigra,** jenen Regionen, die **Dopamin** ausschütten und auch Andockstellen für Oxytocin haben. In einer komplexen Wechselwirkung, angeregt durch Oxytocin, produzieren sie den Glücksbotenstoff[1]. Darum ist das Erlebnis des Stillens für Mutter und Kind so genussvoll. Haben Sie das selbst erlebt oder eine Stillende beobachtet? Mama ist entspannt und hingebungsvoll, das Kind ruhig. Es blickt ins Nichts, ganz im Vorgang des Trinkens verhaftet. Auch unsere erste Mahlzeit nach der Geburt ist keine »reine« Nahrungsaufnahme. Sie ist mit Freude und Genuss verbunden. Kein Wunder, dass ich mir meine Mamma ganz nach Essenslust auf den Stuhl bestellt habe und sie sich auch gerne hingesetzt hat. Gut hat es uns beiden getan!

Das gleiche Verhalten wie bei Menschen ist bei uns vertrauten Säugetieren zu beobachten, bei Katzen oder Hunden und – sehr gut untersucht – auch bei Nagern. Ihnen verdanken wir sehr viel Wissen über die Auswirkungen von Oxytocin. Die ersten Studien fanden in den 1980er-Jahren statt. Damals fing die Wissenschaft an, »gute« Rattenmütter zu beobachten. Durch ausreichende Oxytocinausschüttung legen die Tiere fürsorgliche Verhaltensweisen an den Tag, in der Fachsprache als *licking and grooming* (Lecken und Herzen) und *arched back nursing* (Krummrücken-Füttern) bezeichnet. Das Lecken entspricht in der Denkweise der Menschen sowohl dem Küssen als auch dem Säubern der Brut. Mit ihrer Zunge stimuliert die Rattenmama die Darmfunktionen ihrer Kinder und fördert damit deren Gesundheit. Das englische Wort *grooming* steht für Pflege, im Sinne von Säubern, aber auch Streicheln und Zuwendung durch körperliche Nähe. *Arched back nursing* ist die Haltung, die das Muttertier einnimmt, wenn es säugt. Es sitzt mit gewölbtem Rücken still: Dadurch sind alle Zitzen für die Kleinen frei. Mütter, deren Verhalten zur Brut gestört ist, lecken und herzen ihre Kinder nicht, legen sich auf eine Seite flach und verhindern den Zugang zur Hälfte ihrer Zitzen. Die kleinen Nager erkranken, manche von ihnen bekommen nicht ausreichend Milch, die Schwachen von ihnen sterben letztendlich. Mein Interesse an dieser Forschung ist auf einer Konferenz in Barcelona im Jahr 2013 entstanden: Da durfte ich bei Katharina Braun einen Workshop zu diesem Bereich erleben. An der Universität Magdeburg untersucht sie seit vielen Jahren, wie sich Stress auf das soziale Leben von Degus auswirkt, insbesondere wie Oxytocin das Verhalten des Muttertiers beeinflusst.

Oxytocin beeinflusst das weibliche Tier nahezu »mechanisch«. In einer bahnbrechenden Studie aus dem Jahr 1982 wurden weibliche Ratten[2], die noch nicht geworfen hatten, also noch kein natürliches Mutterverhalten kannten, Oxytocin in die zerebrospinale Flüssigkeit (Wirbelsäule) eingeleitet. Innerhalb von 48 Stunden begannen die Tiere, fürsorgliches Verhalten gegenüber fremden Rattenbabys an den Tag zu legen, selbst wenn sie sie nicht säugen konnten. Erstaunlich, wie ein Neuropeptid eine Mutter-Kind-Beziehung innerhalb kürzester Zeit aus dem Nichts hervorruft, und was wir als Neugeborene durch Nuckeln an der Brust unserer Mütter unwissend ausgelöst haben!

In den letzten Jahren liest man oft, dass Muttermilch Kinder intelligent mache. Ist das wahr, und welche Mechanismen sollen dieser Behauptung zugrunde liegen? In der Tat haben zahlreiche Studien gezeigt, dass gestillte Kinder einen höheren IQ haben, wodurch auch ihre kognitiven Fähigkeiten und ihre Erfolgschancen im Leben besser eingestuft werden, so der brasilianischer Epidemiologe Cesar Victora, der jahrzehntelang in diesem Bereich forscht. In einem Übersichtsartikel, der 17 Studien umfasst, spricht Victora jenen Kindern, die als Babys gestillt wurden, im Vergleich zu Flaschenkindern einen um 3,4 Punkte höheren Intelligenzquotienten zu[3]. Die Gründe führt der Forscher auf mehrere Faktoren zurück, unter anderem auch auf langkettige, mehrfach ungesättigte Fettsäuren, die in der Muttermilch enthalten sind. Insbesondere die Arachidon-[4] und Docosahexaensäuren[5] fungieren als Bausteine in der Entwicklung der grauen Substanz, also der Neurone und ihrer Verbindungen. Tatsächlich wird ein größeres Volumen der grauen Substanz bei gestillten Kindern mittlerweile durch zahlreiche Studien belegt[6].

Allerdings hat ein höherer Intelligenzquotient nicht ausschließlich mit der Nahrung zu tun. Relevanter dafür ist die **Interaktion zwischen Baby und Bezugsperson.** Insbesondere spielt eine Rolle, wie liebevoll die Mutter mit ihrem Kind umgeht und es mit Interaktion versorgt. In Industrieländern haben stillende Mütter ein besseres Familieneinkommen und selbst einen höheren Intelligenzquotienten[7]. Das sind Faktoren, die den IQ der Kinder fördern und die Auswirkung der Nahrung auf die Entwicklung kognitiver Fähigkeiten relativieren. Dies hat eine Studie gezeigt, in der 900 Geschwisterpaare auf ihren IQ untersucht wurden. Sie wurden von der gleichen Mutter jeweils gestillt oder mit der Flasche gefüttert. Im Alter zwischen vier und vierzehn Jahren konnten die Forscher bei den Geschwisterpaaren weder Unterschiede in den kognitiven Fähigkeiten noch im sozialen Verhalten verzeichnen[8].

Dass **mütterliche Zuwendung** unabhängig von der Ernährung Wunder bewirkt, haben Experimente an Babyratten gezeigt: Eines davon hat untersucht, inwiefern das Entfernen der Rattenkinder vom Nest für 15 Minuten am Tag die Kleinen stresst und zu Verhaltensstörungen führt. Erwartet hatten die Wissenschafter, dass die Tiere stressanfälliger gegenüber Zeitgenossen werden, die solche Phasen der Trennung nicht erlebt hatten. Dem war aber nicht so. Im Gegenteil: Sie konnten spätere Stresstests besser als Rattenbabys bestehen, die von ihrer Mama nicht getrennt worden waren. Dies geschah, weil die besorgten Mütter, als sie die Kleinen wiederbekamen, doppelt so viel Zeit mit Lecken und Herzen verbracht hatten als die anderen. Die Extraportion Zuwendung hatte die Jungratten gegen Stress resistent gemacht[9].

Ein Kind, das mit der Flasche aufgezogen wird, aber eine Extraportion Liebe bekommt, wird einem gestillten Kind an Intelligenz längerfristig in nichts nachstehen, so auch die Meinung von Forschern wie Michael Kramer, Professor für Epidemiologie und Biostatistik an der Universität von Montreal. Eine kürzlich veröffentlichte Studie[10] aus seinem Labor hat 13.577 Jugendliche untersucht, die gestillt worden waren. In einem Alter von 6,5 Jahren waren diese Kinder den Flaschenbabys IQ-mäßig überlegen. Mit 16 wurden die Jugendlichen erneut sprachlichen und nicht-sprachlichen kognitiven Tests unterzogen und mit Zeitgenossen verglichen, die ihr Fläschchen bekommen hatten. Bis auf einen sprachlichen Test unterschieden sich die Jugendlichen in ihren IQ-Werten nicht voneinander. Gemessene Intelligenzwerte ändern sich – allerdings auch unabhängig von der Art der Fütterung in den ersten Lebensmonaten – im Lauf des Lebens. Dies hat mit der kognitiven Stimulierung zu tun, die man uns angedeihen lässt. So können zunächst eine liebevolle Mama und die Familie, in die wir geboren werden, dann ein guter Kindergarten und eine anspruchsvolle Schule bewirken, dass sich unser IQ im Lauf der Jahre steigert[11]. Muttermilch als Power-Food für das Gehirn kommt in diesem Gesamtgeschehen eine vergleichsmäßig geringe Rolle zu.

Muttermilch und Mikrobiom

Mein Leben nach der Geburt hing an einem seidenen Faden. Ich wurde in der ersten Woche von meiner Mamma getrennt, es hieß »in Sicherheit gebracht«, so nannten es die Klosterschwestern im Krankenhaus. Üblicherweise bekamen alle Wöchnerinnen ihre Kinder zum Stillen, nur meine Mamma nicht. Ihr wurde gesagt, die Lage der kleinen Manuela sei kritisch, aber stabil. Am dritten Tag des Wartens und der Enttäuschung fing meine Mutter an zu toben und zu behaupten, ich sei tot, und niemand hätte den Mut, es ihr zu sagen. Die Schwester Oberin fasste sich ein Herz und brachte sie zu mir. Angeblich lag ich in Stoffwindeln »eingefascht« wie eine kleine Mumie – nur mein Gesicht war zu sehen – in einer Thermowiege. Brutkästen gab es damals noch nicht oder vielleicht noch nicht im Aostatal, der rauen Gebirgsregion, in der ich auf die Welt kam. Aber ich lebte, und so geduldeten sich meine Mamma und ihre prall gefüllte Brust bis zum siebten Tag nach meiner Geburt. In der Zeit danach bewährte sich wahre Mutterliebe.

Essen beginnt nicht mit der ersten Mahlzeit nach unserer Geburt, sondern bereits im Mutterleib: Ab der zwölften Woche schlucken wir **Fruchtwasser.** Dadurch nehmen wir Zucker, Fett- und Aminosäuren auf, aber auch die ersten Mikroorganismen. Sie fangen mit der Besiedelung unseres Darms an und machen den Anfang in der Entstehung des **Mikrobioms**[12].

So bezeichnet man die Darmflora, die aus Abermilliarden von Bakterien, Pilzen und Viren, besteht[13], ein Universum für sich innerhalb unseres Körpers, mit einem Gewicht zwischen einem und zwei Kilogramm. Seine Zusammensetzung ist ein-

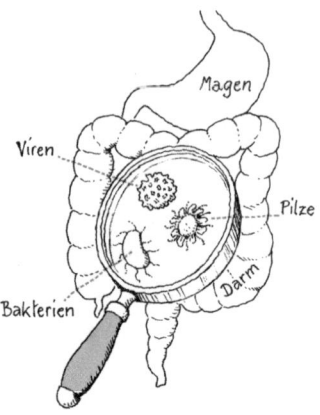

Mikrobiom

zigartig und unterscheidet sich von Mensch zu Mensch, abhängig von seinen Genen, aber auch von einer Reihe von Faktoren wie dem Fruchtwasser selbst oder auch der Art der Geburt. Der Weg durch den Geburtskanal erweist sich als entscheidend für die Besiedelung des Babydarms. Es nimmt über Mund und Nase die Bakterien der Mutter auf[14]. Kommt ein Kind per Kaiserschnitt auf die Welt, sind in seinem Mikrobiom Bakterien der Krankenhausumgebung vorhanden[15], und nicht jene, die Neugeborene normalerweise im Geburtskanal aufnehmen. So hilft mancher Arzt mit der Hand nach, indem er das Baby mit Scheidenflüssigkeit einreibt. Diesen Vorgang bezeichnet man als »vaginale Saat« (*vaginal seeding*). Seine Wirksamkeit ist allerdings bei Menschen nicht nachgewiesen[16].

Ab der Geburt spielt die Ernährung eine Schlüsselrolle in der weiteren Besiedelung des kindlichen Darms. Sie beginnt mit der Vormilch, auch **Kolostrum** genannt. Gelblich und dickflüssig enthält sie mehr Proteine, weniger Fette und Kohlenhydrate als die spätere Muttermilch und zwar in einer Form, die vom unreifen Verdauungssystem des Neugeborenen aufgenommen werden kann. Interessanterweise teilen sich die Proteine im Kolostrum in zwei Gruppen: Die einen dienen zur Ernährung des Kindes, die anderen liefern ein Paket an **Anti-**

körpern und **weißen Blutkörperchen,** die sein Immunsystem schnell hochfahren[17]. So ist die Vormilch ein maßgeschneiderter Zaubertrank, der das Kind perfekt an seine Umgebung anpasst: Sie unterscheidet sich je nach Mutter und ihrem Kind. Eine Mitteleuropäerin, die in einer Großstadt lebt, produziert ein anderes Kolostrum als eine Eingeborene im Amazonas-Urwald. Die Kleinen müssen sich vor diversen Krankheiten schützen, ihre Mütter helfen ihnen auf die natürlichste Art dabei. Oft habe ich mich gefragt, ob ich zu meinem Kolostrum gekommen bin, und wenn nicht, ob das der Grund war, warum ich als Kind sehr häufig mit Bronchitis, Angina und Mandelentzündungen krank war. Wer weiß… Meine Mutter kann ich leider nicht mehr fragen, andere wissen es nicht. Tatsache ist, dass ich meine kränkliche Kindheit überlebt habe: Mir Gedanken dazu zu machen, bringt jetzt wahrhaftig nichts mehr!

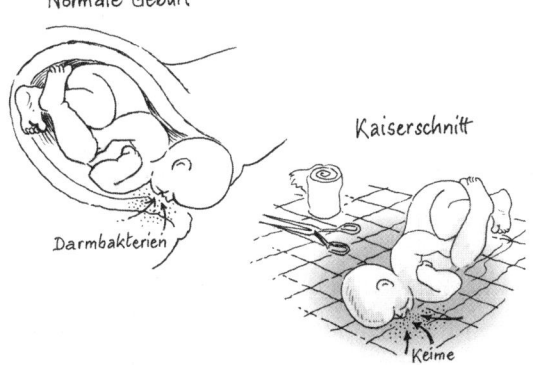

Normale Geburt

Darmbakterien

Kaiserschnitt

Keime

Darmbesiedelung während und nach der Geburt

Die **Zusammensetzung der Muttermilch** hängt mit zahlreichen Faktoren zusammen[18], wie dem Alter der Mutter, der Art der Entbindung, ihrer Gesundheit und ihren Genen, selbstverständlich mit ihrer Ernährung, dem Körpergewicht[19] sowie mit der Häufigkeit des Stillens und der gesamten Stilldauer[20]. Das Geschlecht des Kindes spielt ebenfalls eine Rolle: Eine Studie hat die Milchnährwerte von 25 Amerikanerinnen mit

Babys im Alter zwischen zwei und fünf Monaten untersucht. Die Analyse ergab, dass Mütter von Buben eine Milch produzierten, die um circa 25 Prozent mehr Kalorien enthielt, als die von Müttern von Mädchen, also 16,7 Kilokalorien pro 100 Milliliter[21]. Dass die Buben in der Studie schneller wuchsen als die Mädchen, hat möglicherweise damit zu tun.

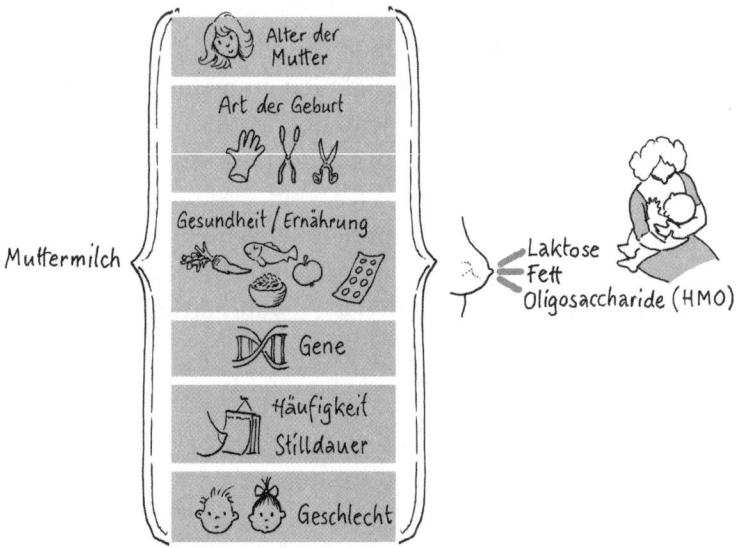

Zusammensetzung der Muttermilch

Den drittgrößten festen Bestandteil der Muttermilch nach Laktose (Milchzucker) und Fett machen die Oligosaccharide (HMO, Humane Milch-Oligosaccharide) aus. Für den menschlichen Magen unverdaulich, reisen sie weiter in den Darm und dienen dort als Nahrung für Bifidusbakterien, also jene Bakterien, die außerhalb des menschlichen Körpers auch für die Fermentierung von Milchprodukten eingesetzt werden. Bifidusbakterien verdrängen im Dickdarm Krankheitserreger wie Streptococcus und Klebsiella, die gefährliche Krankheiten in den Atemwegen und den Lungen, aber auch im Magen-Darm-

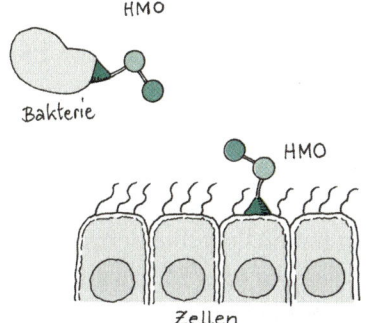

Krankheitsabwehr von humanen
Milch-Oligosacchariden (HMO)

Trakt verursachen. Darüber hinaus regen Bifidusbakterien das
Immunsystem an. Die HMO wehren aber auch Krankheiten
direkt ab: An ihrer Oberfläche simulieren sie Andockstellen für
Erreger, die normalerweise die Darmschleimhaut angreifen[22].
So hinters Licht geführt, sind solche Krankheitskeime mit den
HMO beschäftigt und können dem Darm nichts anhaben.

In der Muttermilch findet sich auch ein **Powercocktail an
Vitaminen,** die das Wachstum des Kindes unterstützen, vor
allem jene aus dem B-Komplex (B1, B2, B6, B12), Vitamin A
und D. Mineralien wie Magnesium und Zink steuern ebenfalls
die Besiedelung des Darms[23] durch nützliche Bewohner und
beeinflussen das Wachstum schädlicher Bakterien negativ. Es
dauert circa drei Jahre, bis das Kind ein vollständiges Mikrobiom entwickelt hat[13], das dem seiner Eltern ähnelt und mit
seiner Ernährung verbunden ist. Für die Darmbesiedelung
sind Ballaststoffe besonders wichtig. Sie schaffen einen pas-
senden Lebensraum für die unzähligen Mikroorganismen. Ihr
Feind sind Antibiotika, deren Einnahme mit großer Vorsicht
zu genießen ist.

Mit der Muttermilch schluckt das Baby auch **Bakterien.**
Sie reichern sein Mikrobiom zusätzlich an, einer Schätzung
zufolge, circa 800.000 bei jeder Fütterung. Sie stärken sein
Immunsystem in direktem Zusammenhang mit dem der

Mutter. Das hat eine Studie[24] an 509 stillenden Frauen ergeben, deren Milch vierzigmal untersucht wurde. Darin fanden die Forscher Keime, die auf der Haut und im Speichel vorkommen (*Staphilococcus epidermis, Streptococcus salivaris*) und Milchsäurebakterien. All diese sind »Feinde« des »goldenen Staphylococcus«. Er lebt auch im Menschen, und muss in Schach gehalten werden, damit er keine Erkrankungen auslöst. Besonders interessant war für die Forscher die Wirkung des Milchsäurebakteriums *Lactobacillus lactis* zu beobachten: Als sie es isolierten, stellten sie fest, dass es Niasin produziert. Diese Substanz wird in der Lebensmittelindustrie als Konservierungsstoff eingesetzt, um Erreger zu töten und die Sporenbildung zu verhindern. Das Universum Muttermilch wird nie aufhören, uns zu überraschen!

Denn man ist, was man isst

Als Frühchen bekommt man auch dann, wenn es nicht mehr notwendig ist, immer ein bisschen mehr Aufmerksamkeit als die Geschwister. So war meine Mutter immer sehr um meinen Appetit und meine Ernährung besorgt. Jeden Winter strich sie mir fast täglich mit einem winzigen Spachtel einen Tropfen Gelée royale auf die Zunge. Dickflüssig und weißlich roch es eigenartig und schmeckte säuerlich, aber nicht unangenehm. Meine Mamma sagte dazu, es sei teuer, aber es helfe meinem Gehirn und meinem Wachstum, genauso wie das aufgeschlagene rohe Ei und das Kalbshirn, das sie mir in Butter gebraten regelmäßig auf den Teller legte.

Manchmal, wenn ich an die Wichtigkeit der Muttermilch denke, fallen mir dazu Bienen und ihr **Gelée royale** ein. In einem Bienenvolk leben 30–40.000 Insekten und eine einzige Königin. Im Stock erkennt man sie an ihrem vergleichsweise längeren Körper. Sie allein ist fruchtbar, und ihre Aufgabe ist es, ein ganzes Leben lang Eier zu legen. Die Arbeiterinnen versorgen die Eier und füttern die Larven, bis sie schlüpfen. Haben Sie sich schon gefragt, wie eine Biene zur Königin wird? Königin und Arbeiterinnen stammen aus den gleichen Eiern und aus den gleichen Larven. Also gibt es – genetisch gesehen – kein spezielles Ei, aus dem sich eine Königin entwickelt. Mit anderen Worten: Alle Bienen besitzen das gleiche Erbgut. Und die Antwort auf meine Frage? Die gewöhnliche Bienenlarve wird nur durch spezielle Fütterung zur Königin!

Ab dem dritten Tag erhalten Arbeiterinnen und Königin unterschiedliche Nahrung: Die Königin bekommt Gelée royale, das Volk den Arbeiterinnenfuttersaft. So stellt die Nahrung bei

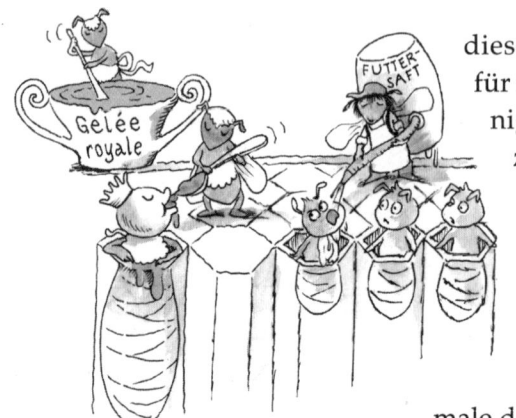

diesen Insekten die Weichen für ihren Werdegang. Die Königin schlüpft bereits nach zwei Wochen, Arbeiterinnen brauchen eine Woche länger, um auszureifen. So erstaunlich es auch klingen mag, führt Gelée royale zu einer Veränderung der äußerlichen Merkmale des Insekts und auch seiner reproduktiven Fähigkeit. Nur die Königin wird geschlechtsreif und paart sich. Darüber hinaus wirkt sich das Gelée royale auf ihr Verhalten aus: Bis auf ihre Hochzeitsflüge, die sie mit den Drohnen außerhalb des Bienenstocks vollzieht, bleibt Madame zu Hause, lässt sich umsorgen und legt Eier. Die Arbeiterinnen hingegen sammeln geschäftig Nektar und Pollen. Als Nicht-Bienenexperten mag man sich fragen: Was genau macht nun das Gelée royale mit der Bienenlarve? Welche Substanzen sind darin überhaupt enthalten?

Siebzig Prozent des Wunderfutters bestehen aus Wasser, circa zwanzig Prozent aus Eiweiß und Aminosäuren und circa zehn Prozent aus Fetten. Darin sind unter anderem Mineralstoffe und Spurenelemente, aber auch Folsäure und jede Menge Vitamine aus dem B-Komplex enthalten (ähnlich wie in der Muttermilch): Vitamin B1 – unentbehrlich für das Nervensystem –, Vitamin B2, auch als »Wachstumsvitamin« bezeichnet, sowie **Biotin** (Vitamin B7), das im Menschen für schöne Haut und Haare sorgt, aber auch wichtig für die Wundheilung und die Stärkung des Immunsystems ist. Biotin hat noch eine überaus wichtige Funktion: Es kann Gene beeinflussen, man sagt »regulieren«. Dass ein Gen in einem Lebewesen vorhanden ist, heißt noch lange nicht, dass es aktiv ist und sein

Programm ausführt. Bei mir zum Beispiel sind die Gene der schönen Mamma-und-Papa-Haut vorhanden, jene Gene, die die Haut braun machen, wenn man in der Sonne liegt, weil sie die Produktion von Melanin steuern. Obwohl ich sie habe, sind sie bei mir nicht aktiv geworden, bei meiner Schwester aber wohl. Ob ein Gen aktiv wird oder nicht, hat mit jenen Substanzen zu tun, die seine Aktivität beeinflussen, die zur Expression des Gens – also zu seinem Ausdruck – führen. Bei der Bienenkönigin ist Biotin eine dieser Substanzen. Sie bewirkt die Einschaltung besonderer Gene, die Aussehen, hormonelle Tätigkeit, aber auch Verhalten der Bienenlarve beeinflussen, sie eben zur Königin machen. So ist die schöne mediterrane Mamma-und-Papa-Haut bei mir stumm geschaltet.

Eine chemische Substanz kann zu einer so genannten **DNA-Methylierung** führen, einer Abänderung des Genbauplans. Bei den Kindern, deren Mütter im zweiten Weltkrieg während der Schwangerschaft Hunger leiden mussten, wurde der Stoffwechsel der Föten auf ein karges Leben nach der Geburt programmiert, also wurden jene Gene eingeschaltet, die den Stoffwechsel auf Sparflamme stellen. Aßen die Kinder später ausreichend, litten sie an Übergewicht und entwickelten eine Neigung zu Diabetes. All diesen Veränderungen liegt eine Genexpression zugrunde, die von den widrigen Lebensumständen, in diesem Fall der Mangelernährung der Mutter, abhängt.

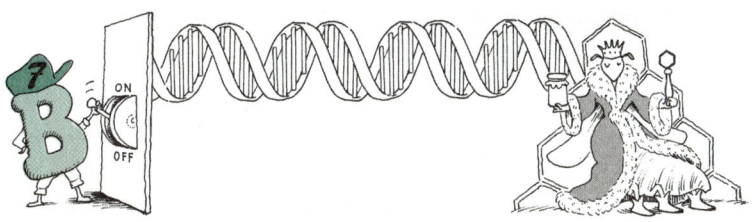

DNA-Methylierung durch Biotin

73

Mikrobiom, Gehirn und Bauchhirn

Das Aostatal ist eine raue Gebirgsregion, die heute wie auch andere Gegenden der Alpen vom Fremdenverkehr lebt. Ihre Vergangenheit ist aber sehr ärmlich. Die Aostataler Winter waren lang und frostig, die Sommer kurz und kühl. So bauten die Bauern Roggen an. Das pane nero *(Schwarzbrot), alle paar Monate im Gemeinschaftsofen gebacken und am Heuboden getrocknet, damit es nicht schimmelte, war mein Frühstück. Es wurde in heiße Milch mit Zucker getunkt. Das machte es weich und essbar, ohne dass man sich die Zähne ausbiss. Außerdem war es voller Ballaststoffe und daher gut für den Darm, so meine Mutter. Heute weiß ich, dass* pane nero *für mein Mikrobiom gut war und dadurch auch für mein Gehirn.*

Es leuchtet ein, dass die Muttermilch ein Powerfood für das Baby, für sein Mikrobiom und daher auch für sein Immunsystem ist. Aber warum ist das Mikrobiom so wichtig für das Gehirn? Mit anderen Worten: Wie können Bakterien im Darm die Funktion des Gehirns beeinflussen? Schwer zu glauben, aber unser Darm hat ein eigenes Nervensystem, das man auch »Bauchhirn« nennt. Es besteht aus circa 100 bis 200 Millionen endokriner Zellen. Die Bezeichnung lässt verstehen, was diese Zelle (auch) tun können: Im Altgriechischen bedeutet *endon* innen und *krinein* ausscheiden. Es sind also Zellen, die etwas nach innen, in den Darm hinein ausscheiden. Dieses Etwas können Botenstoffe sein, die auch im Gehirn produziert werden, wie zum Beispiel Serotonin. Es macht uns ausgeglichen und hält Depressionen von uns fern. Darüber hinaus haben endokrine Zellen die Eigenschaften von Neuronen.

Ähnlich wie ihre »Schwestern« im Gehirn bilden sie Synapsen, also Kontaktstellen zueinander, empfangen elektrische Reize und leiten sie weiter[25]. Diese Zellen bilden kein eigenes kompaktes Organ, wie das Gehirn es ist, sondern sind Teil eines anderen Organs, des Darms.

Darmbakterien und endokrine Zellen haben eine **besondere Beziehung** zueinander: Sie kommunizieren, indem sie Signale auf molekularer Ebene austauschen[26]. So können Darmbewohner besondere Substanzen produzieren wie zum Beispiel Peptide. Sie werden von den endokrinen Zellen empfangen – die dafür Andockstellen haben – und weitere Prozesse kommen in Gang. Gewisse Bakterien geben auch **kurzkettige Fettsäuren** ab wie Essig- und Buttersäure. Sobald die Fettsäuren ankommen, fangen die endokrinen Zellen an, die Leberfunktionen, den Stoffwechsel des Menschen und seinen Appetit zu beeinflussen[26]. Bekommen diese Darmbakterien nicht das richtige Futter, also ballaststoffreiche Nahrung, produzieren sie weniger kurzkettige Fettsäuren, die sie an endokrine Zellen senden. Dadurch kann es sein, dass der Appetit nicht ausreichend gestillt wird und der Hunger bleibt. Obwohl ich als Italienerin mit Weißbrot aufgewachsen bin, esse ich lieber Vollkornbrot, weil es mich satt macht. Das merke ich vor allem, wenn ich mit dem Fahrrad lange Strecken zurücklege. Mein Mittagssnack ist ein von mir gebackenes Mehrkornbrot und ein Stück Käse von einer Biokäserei in einem Kloster in meiner Nähe. Mit dieser Wegzehrung bin ich bis am Abend zufrieden. Mit Weißbrot oder einem kommerziellen Müsliriegel habe ich nach spätestens zwei Stunden wieder Hunger. Ballaststoffreiches Brot ist also kurz-, aber auch langfristig das Beste, um den Appetit zu zügeln. Wir

Bauchhirn

75

können uns über unsere Ernährung aktiv um die Pflege unserer endokrinen Zellen und um die Pflege der Darmbakterien kümmern, und das sollten wir auch tun.

Eine besondere Spezies unter den endokrinen Zellen, sind die **enterochromaffinen Zellen,** ich nenne sie in Vorträgen »bunte Zellen«, weil sie Farbe an sich binden können. Im Dünndarm setzen sie unter anderem Serotonin frei, welches seiner Beweglichkeit dient[27]. Allerdings wird das **Darmserotonin** auch an das Gehirn geschickt und sorgt für psychische Ausgeglichenheit. Nicht nur die »bunten Zellen« produzieren Serotonin, sondern auch Darmbakterien, insgesamt circa 90 Prozent unseres Gesamtbedarfs! Es kann die Zellen der Darmschleimhaut passieren, in die darunter liegenden Blutgefäße gelangen und mit dem Blutstrom das Gehirn erreichen. Dass Darmbakterien Serotonin produzieren, konnte ein Tierexperiment zeigen, in dem **keimfreie Ratten** eingesetzt wurden[28]. Durch das Fehlen des Mikrobioms leiden solche Tiere an vielen Krankheiten, weil Immunsystem und Stoffwechsel nicht so funktionieren wie bei den Zeitgenossen mit Mikrobiom. Vom Darmserotoninmangel bedingt, kommen auch Depressionen regelmäßig vor. Nach vierzehntägiger Verabreichung von Bifidobacterium infantis an die keimfreien Ratten[28] fanden die Forscher im Darm der Tiere einen erhöhten Spiegel von **Tryptophan,** der Vorläufersubstanz zu Serotonin, aber auch einen niedrigen Spiegel des Stresshormons Cortisol. Bei depressiven Tieren ist das Verhältnis von Tryptophan zu Cortisol umgekehrt. Also ist dieses spezielle Bifidusbakterium tatsächlich eine Wohltat für die Psyche der Tiere, möglicherweise auch des Menschen. Falls Sie sich beim Lesen fragen, wie es überhaupt zu keimfreien Ratten kommt: Zunächst werden Ei und Spermium genetisch manipuliert. Die Embryos wachsen in der Retorte und werden in eine keimfreie Mutter eingesetzt. Per Kaiserschnitt kommen die Rattenbabys auf die

Welt. Sie werden in den Experimenten auf kontrollierte Weise mit Bakterien oder Fäkalien anderer Tiere direkt besiedelt oder in Käfigen gehalten, in denen davor Zeitgenossen mit gesundem Mikrobiom gelebt haben. So können Forscher den Einfluss einzelner Darmbewohner genau beobachten.

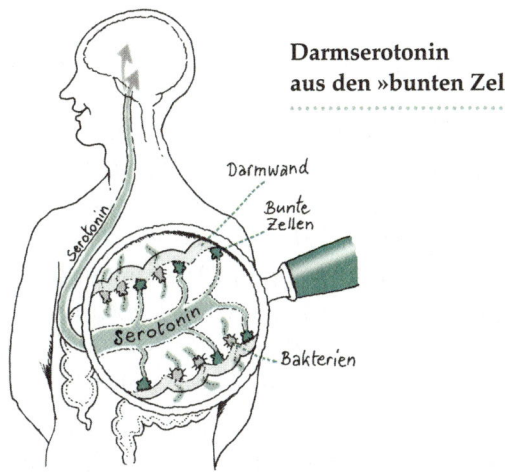

**Darmserotonin
aus den »bunten Zellen«**

Darmwand

Bunte Zellen

Serotonin

Serotonin

Bakterien

Wie erreicht nun das Serotonin, das im Bauch produziert wird, das Gehirn? Bauch und Hirn kommunizieren über die **Hirn-Darm-Achse.** Man kann sich das, im übertragenen Sinn, wie ein sehr dichtes Straßennetzwerk vorstellen, mit Autobahnen, Haupt- und Nebenstraßen, Feld- und Spazierwegen. In diesem Straßennetzwerk reisen die Informationspakete zwischen Darm- und Gehirnneuronen in beiden Richtungen hin und her. Sozusagen als Hauptverkehrsader fungiert der **Vagus-Nerv.** Seine Besonderheit liegt darin, dass er sehr lang ist und viele Aufzweigungen – also Verästelungen – hat, Auf- und Abfahrten der »Autobahn«, die in weitere »Hauptstraßen« münden. So erreicht er zahlreiche Organe, an deren Funktion er beteiligt ist: Augen, Tränen- und Speicheldrüsen, Herz, Lunge, Magen, Leber, Bauchspeicheldrüse, Nieren, Blase, Genitalien und nicht zuletzt, für uns hier von besonderem

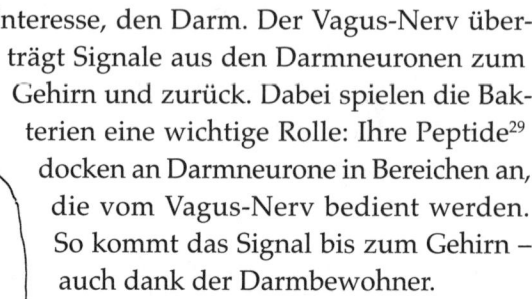

Interesse, den Darm. Der Vagus-Nerv überträgt Signale aus den Darmneuronen zum Gehirn und zurück. Dabei spielen die Bakterien eine wichtige Rolle: Ihre Peptide[29] docken an Darmneurone in Bereichen an, die vom Vagus-Nerv bedient werden. So kommt das Signal bis zum Gehirn – auch dank der Darmbewohner.

Immer mehr Studien untersuchen den Einfluss einzelner Bakterien auf gewisse Bereiche des Gehirns: So kann das *Lactobacillus helveticus R0052* die Funktion der Mandelkerne beeinflussen[30], zwei erbsengroße Strukturen in der Tiefe unseres Gehirns, die Emotion verarbeiten. Und der *Lactococcus lactis* subsp. *cremoris H61* hat die Fähigkeit, Neurone, die für das Hören zuständig sind, aus dem Darm fernzusteuern. Den Beweis erbrachte ein Experiment, in dem junge Mäuse ein halbes Jahr Futter ohne Milchbakterien bekamen. Sie waren durch Erwärmung abgetötet worden. Der Bakterienmangel führte zu einer fortschreitenden Degeneration der Cochlea und schließlich zum Verlust ihres Gehörs[31]!

Vagus-Nerv

Für mein Kind nur das Beste!

Die abgöttische Liebe italienischer Eltern zu ihren Kindern ist berühmt: Bei mir hat sie sich vielleicht mit einer besonderen Intensität manifestiert, weil ich ja als Frühchen gegen den Tod kämpfen musste und ich für meine Eltern auch deswegen das siebte Weltwunder war. So dachten sie, sie würden jede Krankheit von mir fernhalten, indem sie mich nur mit dem Besten und Teuersten fütterten – und das, bis ich erwachsen wurde. Meine Mutter kaufte am Markt das schönste Gemüse und Obst, den frischesten Fisch und mit meinem Vater gemeinsam erkundeten sie alle Metzger bis Aosta, auf der Suche nach dem besonderen Fleischschnitt, dem zartesten Schnitzel, dem Kalbshirn und dem gekochten Kuheuter, all dem, was der »kleinen« Manu schmeckte. Im Restaurant sagte mein Papa immer: »Nimm dir das Beste, denn das Beste ist für dich gerade gut genug!«, und das meinte er wirklich, mein Papa!

Meine Eltern wussten nicht, dass der ganze Aufwand, den sie betrieben, um mich gut zu ernähren, tatsächlich auch meinen Schulleistungen nutzte. Sie ahnten nicht, dass ein gesundes Mikrobiom, das durch hochwertiges Essen gezüchtet wird, auch auf die Kognition einen wesentlichen Einfluss hat, auch darauf, wie gut ein Kind lernt. In einem Experiment zeigten Mäuse, die mit starken Antibiotika behandelt worden waren, **Lerndefizite.** Man mag sich fragen, wie man bei Mäusen Lerndefizite feststellen kann. Eine der Möglichkeiten ist es, die Tiere in einem Wasserlabyrinth schwimmen zu lassen. Darin suchen sie den Ausstieg, denn sie bewegen sich ungern im milchigen Wasser. Nach einigen Versuchen finden die nichtsahnenden Nager die Plattform, auf der sie sich in Sicherheit bringen. Hat das Tier das Wasserlabyrinth erkundet und erfahren, wo die Plattform ist, wird es bei einem weiteren Versuch direkt hinschwimmen und sich darauf retten. Merkt sich der Nager die Wege im Wasserlabyrinth nicht, schwimmt er umher, kommt immer wieder dorthin, wo er schon war, und er erschöpft, ohne die Plattform zu finden. Nach einer gewissen Zeit fischen die Forscher das Tier wieder aus dem Wasser, mit der Diagnose »Lerndefizit«. Für das Finden und Merken eines besonderen Ortes – ob im Wasserlabyrinth oder auch draußen – sind räumliche Navigation und Kurzzeitgedächtnis notwendig. Beide Funktionen sind im **Hippocampus** verankert, einer Struktur in der Tiefe des Gehirns mit einer gekrümmten Form, die von den Anatomen als Seepferdchen gedeutet und entsprechend bezeichnet wurde. Ist der Hippocampus fit, speichern Mäuse – so wie auch Menschen – Wege und Orte in unendlicher Zahl.

Zur Bildung von Erinnerungen braucht der Hippocampus **Nervenwachstumsfaktor,** (auch **BDNF** aus dem Englischen *brain derived neurotophic factor*), eine Substanz, die das Gehirn selbst produziert und Neurone und ihre Verbindungen stärkt,

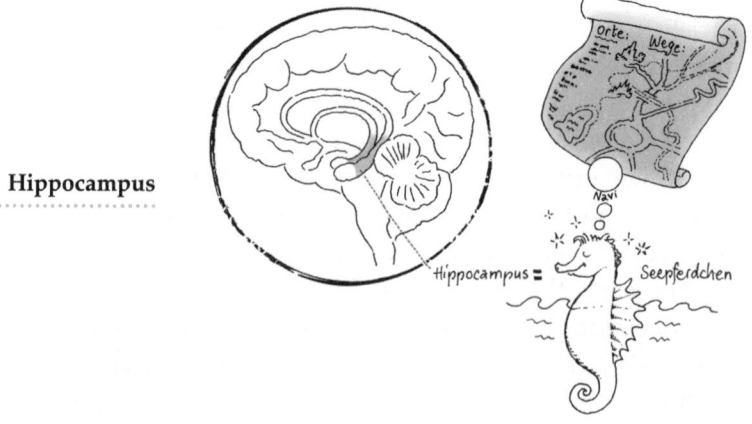

Hippocampus

die also wie ein Dünger wirkt. Interessanterweise hatten die keimfreien Mäuse einen Mangel an Nervenwachstumsfaktor und das ausgerechnet im Hippocampus[32]! Das wurde verständlicherweise in Verbindung mit einer (zu) geringen Anzahl an Bifidusbakterien infolge einer Antibiotika-Behandlung gebracht. So bekamen die vergesslichen Tiere in ihrem Futter eine Extraportion dieser guten Keime, und ihr Gedächtnis verbesserte sich. Eine kürzlich durchgeführte Studie hat die Effekte eines speziellen Bifidus-Stammes, des *Lactobacillus plantarums*, auf Wistar-Ratten getestet, jene Ratten, die man auch als zahme Haustiere halten kann. Ihnen wurde das Milchbakterium als Probiotikum, also als Nahrungsergänzung, verabreicht, und es hat – wie erwartet – die Ausschüttung des Nervenwachstumsfaktors positiv stimuliert[33]!

Unter den wichtigen Funktionen, die im Hippocampus angesiedelt sind, hat die **Neurogenese,** aus dem Altgriechischen »Geburt« neuer Neurone, primäre Bedeutung für unser Gehirn. Die Neurowissenschaft wurde sich erst vor circa zehn Jahren darüber einig, dass im menschlichen Gehirn ein ganzes Leben lang neue Zellen entstehen. Davor dachte man, dass Neurogenese nur bei Vögeln möglich sei und dass der Mensch mit einer gewissen Anzahl von Gehirnzellen geboren werde, die im Lauf des Lebens abnehme. Dem ist nicht so: Das menschliche Gehirn produziert ständig neue Zellen im Hippocampus. Als Stammzellen wandern, ja, gleiten sie, durch das Gehirn, bis sie jene Regionen erreichen, in denen sie »gebraucht« werden. Bei Kindern etwa sind frische Zellen unentbehrlich, wenn sie Neues lernen, zum Beispiel Vokabeln einer Fremdsprache. Zunächst entstehen die Netzwerke zwischen Neuronen, die bereits an Ort und Stelle sind, also in der Sprachregion hinter der Schläfe. Ist das Lernen intensiv, reichen die vorhandenen Zellen unter Umständen nicht aus, und Stammzellen werden aus dem Hippocampus abgerufen. Auf diese Weise gleiten sie in

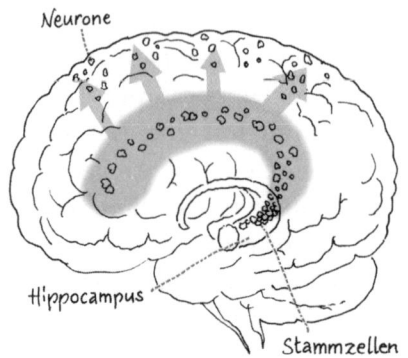

Neurone

Neurogenese

Hippocampus

Stammzellen

die Sprachregion. Dort differenzieren sie sich: Sie werden zu Neuronen mit sprachlichen Aufgaben (nicht für das Sehen oder für Bewegung usw.). Durch die Verstärkung aus dem Hippocampus wird die Gehirnrinde für Sprache dichter und leistet mehr.

Aber zurück zum Mikrobiom: Inwiefern kann es die Neurogenese beeinflussen? Um diese Frage zu beantworten, haben Wissenschafter der irischen Universität Cork für dieses Experiment drei Wochen alte Mäusebabys mit und ohne Mikrobiom unmittelbar nach der Entwöhnung eingesetzt[34]. Mit einem speziellen Verfahren haben sie in den Hippocampus der Tiere Einsicht genommen und die vorhandenen Stammzellen gezählt. Wie erwartet waren die keimfreien Tiere benachteiligt, sie hatten bedeutend weniger davon. So wurde ihr Darm besiedelt: Die Mäuse kamen in einen Käfig mit Nestmaterial und Fäkalien der Zeitgenossen mit Mikrobiom. Innerhalb von vier Wochen im »schmutzigen« Käfig hatten die ursprünglich keimfreien Tiere ausreichend Mikrobiom aus der Umgebung aufgenommen. Erneut zählten die Wissenschafter die Stammzellen im Hippocampus. Wie erwartet, war ihre Zahl massiv angestiegen und zwar auf das Sechsfache (!) und näherte sich somit jener von Tieren mit natürlichem Mikrobiom.

Welche Darmbewohner allerdings diesen ungeheuren Einfluss auf die Neurogenese ausüben, ist eine noch offene Frage, die seit dem Erscheinen des Fachartikels im Jahr 2015 nach wie vor unbeantwortet ist. Diese Studie warf auch Licht auf einen wichtigen Aspekt: Die Darmbesiedelung und die daraus resultierende Unterstützung der Neurogenese funktioniert am besten im Kindesalter, bei den Mäusen unmittelbar nach der Muttermilchentwöhnung. Und bei Menschenkindern? Man kann davon ausgehen, dass mit dem Abstillen die Zeit beginnt, in der unsere Kleinen ein gut funktionierendes Mikrobiom aufbauen, und sich über die ersten Kindheitsjahre erstreckt. Außerordentlich wichtig ist zu diesem Zeitpunkt, das Kind mit hochwertigen Lebensmitteln zu versorgen, die frisch zubereitet, ballaststoff- und abwechslungsreich sind, mit Milchprodukten jeder Art, damit sich möglichst viele unterschiedliche Darmbewohner niederlassen. Als meine Mamma sagte, das Schwarzbrot in der Bauernmilch würde meinem Darm wegen der Ballaststoffe bekommen, ahnte sie nicht, dass dieses einfache Frühstück mein Mikrobiom gut versorgen und auch meinem Gehirn helfen würde!

Vom Nutellabrot oder wie Geschmack
im Gehirn entsteht

In meiner Kindheit war Nutella ein Luxusgut: In kleinen Gläsern mit aufgedruckten bunten Blümchen abgefüllt, war sie immer zu wenig. Auch deswegen, weil ein ordentlich geschmiertes Brot schon mal mindestens ein Sechstel des Inhalts beanspruchte und wenn man das Glas so ohne Brot erwischte und viermal daraus löffelte, war nur noch der Glasboden bedeckt. Ein Jammer für mich und meine Lust nach Nutella, dass die Gläser so klein waren. Ich hätte die Jumbogläser von heute gebraucht, bei denen es egal ist, ob man viermal aus dem Glas löffelt oder vierzehnmal, denn der Boden ist noch weit entfernt!

Vorlieben und Geschmack werden in der Kindheit aber auch bereits im Mutterleib gebildet. Was eine Schwangere isst, wird auch dem Kind auf unterschiedliche Wege über die Nabelschnur und durch das Fruchtwasser verabreicht. Das gilt auch für die stillende Mutter. Dies hat eine interessante – zwar schon ältere, dennoch aussagekräftige – Studie bereits im Jahr 2001 belegt[35]. Sie hat untersucht, wie Babys, deren Mütter während Schwangerschaft und Stillzeit Karottensaft getrunken hatten, auf den ersten Karottenbrei reagierten. Die Hypothese war, dass sie das Karottenaroma über das Fruchtwasser und die Muttermilch bereits kennen gelernt hatten und daher den Karottenbrei nicht ablehnen würden. Sechsundvierzig Schwangere Frauen wurden in drei Gruppen unterteilt. Die erste Gruppe trank während der Schwangerschaft viermal pro Woche ein Glas Karottensaft für drei aufeinander folgende Wochen. Während der Stillzeit bekam sie die gleiche Menge und gleich lang ein Glas Wasser. Die zweite Gruppe bekam die Getränke in umgekehrter Reihenfolge: Zuerst Wasser und dann Karottensaft. Die dritte Gruppe trank nur Wasser vor und nach der Geburt. Kinder, deren Mütter vor oder nach der Geburt den Karottensaft bekommen hatten, reagierten bei der ersten Karottenbreifütterung positiv auf Geschmack und Geruch des Gemüses, im Gegensatz zu den Kindern, die es vor und unmittelbar nach der Geburt nicht kennengelernt hatten. Sie verzogen ihr Gesicht und drehten den Kopf weg, als ihnen der Brei mit dem Löffel gereicht wurde. Diese Studie wie auch weitere, die später durchgeführt wurden, zeigt, dass Geschmacksbildung bereits sehr früh entsteht. Isst Mama Obst und Gemüse, wird auch das Kind es im Brei akzeptieren. Isst Mama Süßes und Junk-Food, wird das Kind es auch gleich mögen und sich für Pommes entscheiden, auch wenn es alternativ dazu gekochte Kartoffeln gibt. Was geschieht im Gehirn der Kinder, wenn sie einen Geschmack kennenlernen und eine Vorliebe entwickeln?

Eine **frühkindliche Prägung,** also eine Vorliebe, ist ein Netzwerk unter Neuronen im Gehirn des Kindes. Wenn Fruchtwasser mit Karottenaroma den Mund des Fötus im Mutterleib erreicht, docken jene Moleküle, welche den besonderen Geschmack des Gemüses ausmachen, an **Geschmacksrezeptoren** auf der Zunge an. Das elektrische Signal, das sie auslösen, reist über drei Geschmacksnerven in das primäre Geschmackszentrum, die **Insel.** Sie heißt so, weil sie – als Rinde – im Lauf der Evolution in das Gehirn hineingepresst wurde, und sie bildet eine »Insel« unter der Rindenoberfläche. Das elektrische Signal aus den Geschmacksnerven versetzt Neuronenverbände auf der Insel in Erregung. Man sagt dazu, dass sie »feuern«. Feuern sie gleichzeitig auf den elektrischen Impuls aus der Zunge, wachsen ihre Fortsätze zueinander. So vernetzen sich die Zellen zu einem einzigartigen und unver-

wechselbaren Muster, welches in der Insel als »Karotten-
geschmack« abgespeichert wird. Je öfter dieses Signal die Insel
erreicht, umso stabiler wird das Netzwerk, umso vertrauter
der Geschmack. Das, was das Kind kennenlernt, wird es mögen,
natürlich auch im Erwachsenenalter. Umgekehrt, je später in
seinem Leben ein Mensch einen neuartigen Geschmack in Berührung kommt, umso weniger wahrscheinlich ist es, dass er
ihn mag. Haben Sie Ihre erste Auster nach dem 25. Lebensjahr
gegessen oder versucht zu essen? Die wenigsten sind davon
begeistert. Der Spruch »Was der Bauern nicht kennt, frisst er
nicht« spiegelt das Vorhandensein solcher Netzwerke in der
Insel wider. Wie Lochkarten bilden sie unser Geschmacksreper-
toire. All das wissen die Fast-Food-Ketten: Wenn Kinder Pommes und minderwertige Burger sehr früh kennen lernen, wird
ihr Geschmack entsprechend geprägt. Für die Anbieter gilt es,
möglichst regelmäßig das Lochmuster »Junk-Food« im Gehirn
der Kinder aufzubauen. Nicht umsonst scheuen sie keine
Kosten und schenken Spielzeug zum Kindermenü, welches
auch Teil von Sammlungen ist, die man alle paar Wochen er-
weitern kann (soll). Nicht umsonst stellen die Konzerne Party-
räume, Rutschen und Spiellandschaften zur Verfügung. Und
ja, wenn Sie Ihrem Kind zu Hause einen Burger mit gutem
Fleisch und hochwertigem Käse zubereiten, sagt das Kind
womöglich, dass es fast so gut schmeckt wie jener im Fast-Food-
Restaurant. Tja… Die Prägung macht es aus!

Auch **Gerüche** sind im Gehirn Netzwerke. Das Prinzip ist
dasselbe wie beim Geschmack. Ich vergegenwärtige mir gerade das viel zu kleine Nutella-Glas, das ich als Kind aufmachte.
Der Duft nach Kakao, Haselnüssen und Vanille strömte heraus,
welcher Genuss! Andere Nougatcremen rochen nicht schlecht,
aber nicht so gut, nicht wie das Original. Geruchsmuster entstehen ähnlich wie Geschmacksmuster. Die Geruchsmoleküle
schweben in der Luft wie kleine Kügelchen. Sie erreichen un-

sere Nase und steigen in das Riechepithel, welches mit olfaktorischen Zellen belegt ist. Diese Zellen haben Andockstellen für die Geruchsmoleküle. Einmal aufgenommen, wird ein elektrisches Signal ausgelöst, das über Nerven an das **primäre Riechzentrum** geschickt wird. In Form einer kleinen Birne, daher auch piriformer Kortex (birnenförmige Rinde) genannt, versteckt sie sich hinter der Stirn, zwischen den Augen. Der piriforme Kortex kann unzählige Geruchsmuster speichern, im Grunde genommen jeden Geruch, der unsere Nase ein ganzes Leben erreicht. So wissen wir nach Jahrzehnten, wie der Apfelstrudel unserer Oma, der Radiergummi im Federpennal, die Haare unserer Geschwister, die Bettwäsche im Hotel letzte Woche gerochen hat. Wir können auch Gerüche, die ähnlich sind, miteinander vergleichen, ob es die gute Tomatensauce meiner Mutter war, die nach frischen Tomaten, Zwiebeln, Knoblauch und Petersilie roch oder jene mit Quifix in der Universitätsmensa, die ich in hundert Jahren nicht essen werde.

Aber damit ist die Nutella-Geschichte und die Vorliebe für einen besonderen Geschmack und Geruch nicht zu Ende: Auch das Auge will seinen Teil – *anche l'occhio vuole la sua parte*, heißt es auf Italienisch. Form oder Konsistenz eines Nahrungsmittels werden als visuelle Muster abgelegt, als Netzwerke in den **visuellen Arealen.** Sie befinden sich im Hinterkopf, wo spezialisierte Neurone jede kleinste Eigenschaft des Kakaoaufstrichs festhalten und speichern: Farbe, Konsistenz, Streichfähigkeit, alles wird als Muster angelegt. Hat meine Mutter in der Kindheit versucht zu sparen und mir einen Nutella-Ersatz unterzujubeln, habe ich das Fake schon durch das Hinsehen entlarvt! Allein die hellere Farbe, die geringere Streichfähigkeit schrien ja schon nach Billigprodukt!

Woher kam meine kritische, geradezu ablehnende Haltung gegenüber der No-Name-Nougatcreme? Ganz klar: Geruch, Geschmack, Konsistenz, Farbe waren ein bisschen anders als bei Nutella. Aber war sie auch schlechter? Vermutlich nicht. Aber es war halt nicht das »Original«. Prägung ist nicht ausschließlich eine Sache des Geschmacks, Geruchs oder Aussehens einer Speise, sondern auch eine der **Vorliebe,** welche durch Bewertung entsteht. Information aus den gustatorischen, olfaktorischen und visuellen Netzwerken fließt in eine Region hinter den Augenhöhlen (Lat. *orbitae*), in den **orbitofrontalen Kortex,** der für Bewertung zuständig ist. Diese Bewertung hat mit dem Abgleich an einem Grundmuster zu tun, aber auch mit dem emotionalen Wert des Nahrungsmittels. Bekommt das Kind Nutella als erste Kakaocreme, wird es sie auch immer als Ur-Nougatcreme abspeichern, als die »beste«, mit ihrem Geschmack, Geruch und Aussehen. Findet das Reichen der Nahrung durch eine Bezugsperson, insbesondere durch die Mutter statt, ist die Nutella auch emotional besetzt. Dazu verbinden sich die Netzwerke mit dem **Mandelkern** (*Amygdala*), dem Sitz der Emotion in der Tiefe des Gehirns. Das verleiht

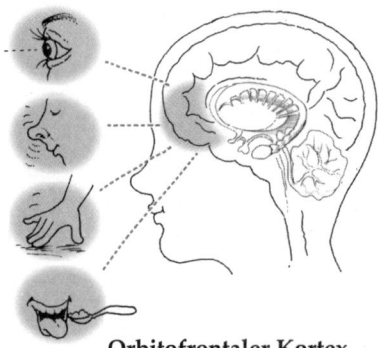

Orbitofrontaler Kortex

dem Original dann noch einen besonderen, einen emotionalen Wert. Gehen Sie also mit ihren Kindern in ein Fast-Food-Restaurant Burger essen, in dem die Kleinen mit Spielzeug beschenkt werden und auch noch einen Riesenspaß in der Buntkugelwanne haben, gegebenenfalls dort Geburtstag feiern, brauchen Sie sich nicht zu wundern, dass Ihr ehrlicher Burger mit gutem Fleisch und echtem Käse für die Kinder nur gut genug ist, wenn das »Original« nicht verfügbar ist. Lernen Ihre Kinder als zuerst den *home made* Burger kennen, werden sie sich schwer für die Fast-Food-Variante begeistern, für die Geschenke und für die Spiellandschaft aber wahrscheinlich sehr wohl, wie alle Kinder!

Himbeerwasser und Gummibären

In den Dörfern des Aostatals stehen an jeder Ecke Brunnen: Sie be-
stehen aus einer vorderen rechteckigen Wanne, aus der die Kühe
tranken und einer hinteren, zum Wäschewaschen. Früher haben die
Dorffrauen zu jeder Jahreszeit mit krebsroten Händen die Bettwäsche
mit Seife und Bürste im eiskalten Wasser gerieben und geschwemmt,
auch im Winter, wenn rund um den Brunnen der Schnee weggeschau-
felt werden musste. Diesen Brunnen entspringt das beste Wasser der
Welt. Es plätschert aus einem Bronzerohr, echtes Gletscherwasser, eis-
kalt, geruchs- und geschmacksneutral. Auch wir hatten es zu Hause.
Ich liebte es, mich in der Küche an den Hahn zu hängen und daraus
zu trinken.

So staune ich immer wieder, wenn die Kinder meiner Freunde
zuckerhaltige Limonaden oder verdünnte Industriesäfte, oft
Wasser mit Sirup bekommen, jedes Getränk aromatisiert und
vor allem süß. Die Eltern erklären mir, dass die Kleinen reines
Wasser einfach nicht mögen. Nun erhöht der häufige Genuss
zuckerhaltiger Getränke die Neigung zu Übergewicht, Diabetes und weiteren Krankheiten. Aber besonders tückisch ist –
naheliegend – die Entstehung von Netzwerken im Gehirn,
welche die (Vor)Liebe für Zucker festigen. Mit dergestalt stabilen Mustern werden Torten, Limonaden, Fruchtgummis & Co
zur süßen Versuchung, der es dann ein Leben lang zu wider-
stehen gilt.

Darüber hinaus haben Kinder eine angeborene Vorliebe für
Hochkalorisches und für Süßes[36]. Erklärbar ist das aus Sicht
der Evolution: Die Kleinen sollen vorzugsweise Nahrung zu

sich nehmen, die – schnell verwertbar – das Wachstum unterstützt. Wenn reife Früchte im Zyklus der Jahreszeiten in Fülle vorhanden sind, soll möglichst viel davon gegessen werden, um Reserven für schlechtere Zeiten aufzubauen, etwa für den Winter, wenn weniger Nahrung vorhanden ist. Damit Essen von Süßem angenehm ist, wird **Dopamin** ausgeschüttet und das Belohnungssystem angeregt. Süßes belohnt also. Deswegen mögen Kinder (Erwachsene auch) es so sehr. Studien haben gezeigt, dass die Menge an Botenstoff mit der Intensität des subjektiv empfundenen Genusses zusammenhängt[37]. Diese subjektive Empfindung hat allerdings mit dem Vorhandensein von Geschmacks- und Geruchsmustern zu tun. Hat ein Kind die süße Limo schon im Mutterleib kennengelernt und bekommt es sie auch in den ersten Lebensjahren, wird das Kind sie reinem Wasser immer vorziehen. Nur die Limo macht »glücklich«.

Während früher die süßen Versuchungen beschränkt waren, haben Kinder heute jeden Tag Zugang zu zuckerhaltigen Nahrungsmitteln. Nicht selten gibt es im Haushalt eine »Süßigkeitenschublade«, in die man jederzeit greifen kann. Auch in Italien ist in den letzten Jahrzehnten die (schlechte) Gewohnheit entstanden, zum Frühstück Industriekekse in den Tee oder in die Milch zu tunken. Der Vormittagssnack ist auch zumeist ein süßes Industrieprodukt aus dem Supermarkt, dasselbe gilt für den Nachmittag. An Schulen stehen Getränkeautomaten, jedes Getränk eine Zuckerbombe. Durch die Globalisierung sind auch Marshmallows, Fruchtgummis und Industriebackwaren aus anderen Ländern angekommen. Als ich Kind war, gab es das alles nicht. Und es ist kaum zu glauben, wenn man heute davon spricht: Am Sonntag, nach der Messe, opferte ich mein gesamtes Wochentaschengeld, damals 50 Lire für zwei Lakritzschnecken, in deren Mitte eine bunte Kaugummikugel war. Danach war es für die ganze Woche mit den Süßigkeiten ziemlich vorbei. Meine Mutter backte wie die meisten Italienerinnen sehr selten, vielleicht alle zwei Monate, einen Rührkuchen. Kein Wunder, dass ich keine Zuckergetränke mag und auch selten Süßes esse!

In manchem Zeitungsartikel liest man alarmierende Berichte über Zuckerkonsum. Es wird sogar von **Zuckersucht** gesprochen. Gibt es die wirklich? Obwohl das subjektive Verlangen nach Süßem einem manchmal wie eine Sucht vorkommen mag, ist echte »Sucht« bisher nur im Tierexperiment nachgewiesen, bei Menschen allerdings wurde sie ebenso beobachtet. Was ist nun Sucht für das Gehirn? Das Belohnungssystem haben wir im Eingangskapitel dieses Buchs beschrieben. Wir wissen, dass Dopamin ausgeschüttet wird, wenn wir vor unserer Lieblingsspeise stehen oder vor einem schönen Menschen, dem man gerne näherkommen möchte. Dopamin wird aber auch ausgeschüttet, wenn wir Drogen nehmen, die legalen wie Alkohol und Nikotin, wie auch die illegalen, Cannabis, Heroin, Kokain und so weiter. Belohnung wird zur Sucht, wenn sich im **synaptischen Spalt,** also zwischen zwei Neuronen einer Sender- und einer Empfängerzelle, etwas verändert.

Nehmen wir als Beispiel Kokain. Auf dessen Zufuhr schüttet die Präsynapse eine massive Menge Dopamin aus, welches von Rezeptoren der Postsynapse aufgenommen wird. Bei dem Konsumenten bewirkt die Menge an Botenstoff nicht nur »Glück«, sondern Euphorie und das Gefühl, Berge versetzen zu können. Da der Körper über Mechanismen verfügt, die ein Zuviel regulieren, werden im synaptischen Spalt Dopaminrücktransporter aktiv: Sie führen das überflüssige Dopamin zurück zur Senderzelle. Nun verfügt Kokain (andere Drogen aber auch) über einen tückischen Mechanismus: Es bindet sich an den Rücktransporter und verlangsamt die Rückführung. Dadurch bleibt Dopamin länger im synaptischen Spalt, und die Euphorie hält viel länger an als bei einer Sahnetorte oder einem Flirtblick. Mit der Zeit setzt aber ein weiterer Regulierungsmechanismus ein: Die Andockstellen für Dopamin werden in ihrer Zahl verringert. So wirkt die Droge weniger intensiv, und die Dosis muss erhöht werden, um die bekannte Wirkung zu erreichen. Das wird als »Drogentoleranz« bezeichnet und ist ein Anzeichen für Drogenabhängigkeit.

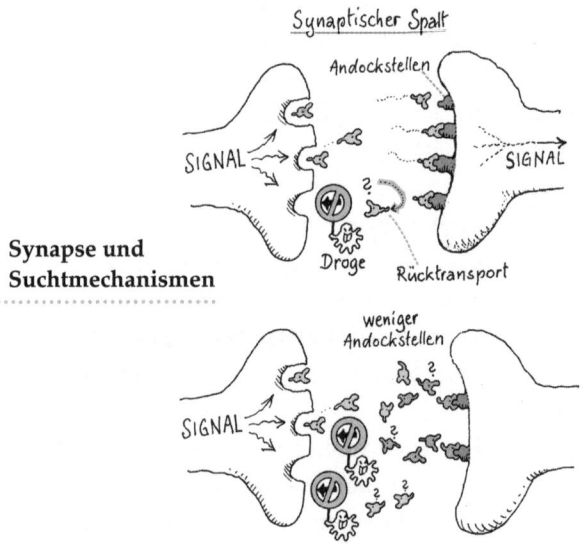

Synapse und Suchtmechanismen

Kann sich Zucker tatsächlich wie eine Droge auswirken? Die Tierexperimente weisen in diese Richtung. In einer Studie der Universität Princeton[38] hatten Ratten zwölf Stunden lang Zugang zu süßen Pellets, die sie in großen Mengen auch zu sich nahmen. Dann folgten zwölf Stunden ohne dieses Futter. Darauf zeigten die Nager Entzugserscheinungen und, als sie wieder Zugang zu den süßen Pellets hatten, auch *bingeing,*

Fressexzesse. So wie bei Drogenexperimenten üblich, bekamen die Ratten Naloxon, ein Gegenmittel (Antagonist) für Opiate. Es wird in der Suchtbehandlung eingesetzt, denn es dockt an den Rezeptoren an, bewirkt also ähnliche Empfindungen, verursacht aber keine eigene Sucht. Trotz des Gegenmittels zeigten die Tiere weiterhin Entzugssymptome. Der massive Zuckerkonsum hatte sie süchtig, sehr süchtig (!) gemacht. In einer weiteren Studie aus dem Jahr 2009 an der Universität Bordeaux[39] wurden kokainsüchtige Ratten in eine Experimentumgebung gesetzt, in der verschiedene Hebel zur Selbstbedienung der Tiere vorhanden waren. Nager lernen sehr schnell, dass die Hebel, wenn sie betätigt werden, Futterpellets, Flüssigkeiten oder aber auch eine intravenöse Kokainspritze spenden können. In dieser Studie stand den süchtigen Tieren ein Hebel für eine als »sehr süß« beschriebene, saccharinhaltige Flüssigkeit und einer für die Kokainspritze, die wie eine Infusion intravenös verabreicht wird, zur Verfügung. Obwohl kokainsüchtig, entschieden sich die Ratten jedes Mal für das Süße, wider Erwarten der Experimentleiter. Diese Studie war eine der ersten und bahnbrechenden zu diesem Thema. Seitdem sind mehrere ähnliche Studien veröffentlicht worden, die letzte im Mai 2020, in denen erneut die Präferenz für Zucker gegenüber Kokain nachgewiesen wird[40]. Die Gründe dafür können die Wissenschafter nicht eindeutig identifizieren. Sie vermuten, dass der massive Zuckerkonsum eine Veränderung in den Mechanismen des Belohnungssystems bewirkt: Wenn Zucker zu oft kommt, werden dopaminerge (dopaminproduzierende) Regionen des Gehirns daran gewöhnt und produzieren weniger Glücksbotenstoff – mit dem Resultat, dass der Zuckerkonsum gesteigert wird. Den Beweis dafür liefert ein neurowissenschaftliches Experiment, in dem zwanzig normalgewichtigen Probanden, diesmal Menschen (!), drei Wochen lang täglich eine stark gesüßte Limonade eines bekannten Herstellers zu sich nahmen. Die Reaktion ihres Gehirns auf das Zuckergetränk wurde beobachtet, während ihnen im Magnetresonanztomographen – am Anfang und am Ende des Experiments – die Flüssigkeit über eine Mundkanüle eingeflößt wurde. Wie erwartet, ergab sich beim ersten Mal eine starke Antwort des Belohnungssystems. Nach drei Wochen Konsum trat allerdings ein Gewöhnungseffekt ein: Das Striatum, eine der Regionen, die Dopamin ausschütten, sowie auch eine Stelle hinter der Stirn, die für die Bewertung von Reizen zuständig ist, reagierten weniger stark auf das Getränk. Mit anderen Worten bereitete die gleiche Menge Zuckerlimonade weniger Genuss als drei Wochen zuvor, sie wurde sozusagen als »gewohnt« empfunden[41]. Diese Resultate deuten darauf hin, dass Zucker tatsächlich zu Sucht führen kann. Kein Wunder also, dass die Lust auf Süßes sich wie Suchtverhalten manifestieren kann: Man muss mehr zu sich nehmen, um den gleichen Effekt zu erzielen.

Für das Gehirn von Kindern und Jugendlichen ist der Zuckerkonsum eine echte Gefahr. Daher sind Eltern gefordert, darauf zu achten, dass ihre Kinder nicht in die Zuckersucht geraten. Wenn Süßigkeiten als Belohnung eingesetzt werden, belohnt auch der erwachsene Mensch sich später damit. Wie oft hört man, dass jemand eine Tafel Schokolade auf einmal isst, um den Frust im Job oder in persönlichen Beziehungen zu mildern? Eines der Probleme mit dem Zucker ist, dass er in Kindermenüs und Speisen versteckt ist, also in Industrie-Essen und Convenience-Food. Daher ist es besser, einen Teller ehrlicher Nudeln mit Olivenöl zu kochen, als eine Dose Ravioli zu erwärmen. Das Naschen vor dem Fernsehen, wenn man ausreichend gegessen hat, ist auch eine Gewohnheit, die wir früher nicht hatten, weder in Italien noch diesseits der Alpen. Sie ist aus dem amerikanischen Raum gekommen, mit Chips und Popcorn, Nachos und in letzter Zeit auch mit

Dips zu alledem. Naschen die Eltern, so tun es auch die Kinder. Industriesäfte oder Sirupe trimmen das Geschmacksempfinden ebenfalls auf Zucker und machen das Wasser auf diese Weise nicht besser. Ich löse es für mich so, dass ich diese Lebensmittel gar nicht kaufe: Was nicht da ist, kann nicht gegessen werden!

3

Genuss: Freude und Verdammung

Schokolade am Nachmittag macht mich glücklich

Als Wissenschafterin sitze ich viel am Schreibtisch. Ich produziere eine Zeile nach der anderen. Ich bin eine Handwerkerin des Wissens. Tage und Wochen rechne ich Statistiken, interpretiere Resultate, verfasse Artikel für Fachzeitschriften oder antworte auf Gutachten für meine Publikationen. Es hört sich alles gut an, aber dieser Beruf ist mit viel Sitzfleisch und nicht selten mit Frust verbunden. Nachmittags, so gegen vier Uhr, habe ich manchmal ein Motivationstief und gleichzeitig Lust auf Süßes, auf Milchschokolade mit Haselnüssen zum Kaffee. Ein kleiner Riegel hilft schon: Er macht mich zufriedener, konzentrierter, und lässt mich auch weiterarbeiten. Hier mein Plädoyer für diese Wohltat!

Warum greifen wir oft zu Schokolade und warum nicht zu einem Apfel oder einer Tomate? Obst oder Gemüse hätten möglicherweise mehr Vitamine, Ballaststoffe und ja, auch weniger Kalorien. Wir scheinen instinktiv zu wissen, dass Schokolade unserer Psyche guttut, dass sie uns befriedigt und das 16-Uhr-Tief überbrückt. Das altgriechische *hēdoné* – Genuss, Lust, Freude aber auch Vermeidung von Leid und Schmerz – kommt von *hēdús*, süß, gemeint ist also die Süße des Lebens sozusagen. Morten Kringelbach, ein führender Genussforscher, spricht von »hedonistischen Hotspots« im Gehirn, von jenen Regionen, die auf Lustvolles ansprechen und ja, wie erwartet, das Belohnungsnetzwerk ausmachen. Essen bringt Freude und Genuss, und mit Schokolade versüßen wir uns tatsächlich auch manch bitteren Moment.

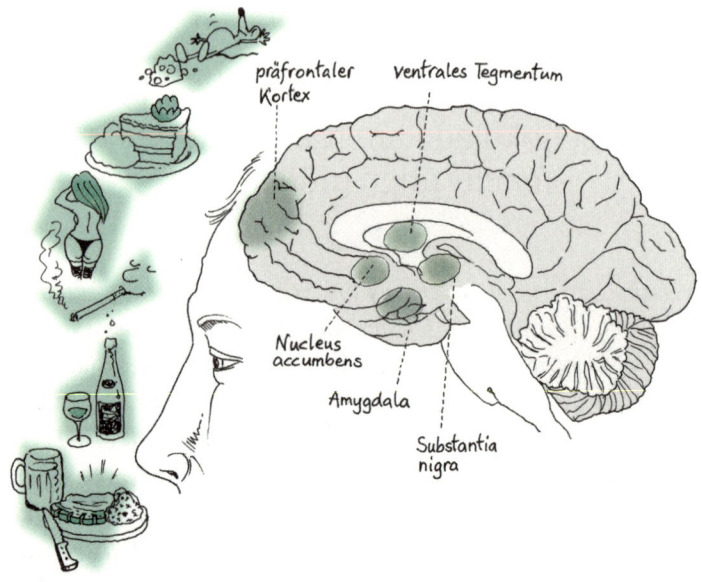

Hotspots des Genusses

Der Griff zur Schokolade ist zunächst auf Ebene der Botenstoffe erklärbar, denn die Aufnahme von Kakao führt zur Ausschüttung von **Tyrosin.** Als Vorläufersubstanz zu Dopamin ist sie dazu da, den Neurotransmitter zu produzieren, der uns glücklich macht. Das Stückchen Schokolade enthält aber auch **Tryptophan,** den Vorläufer zu Serotonin: Es macht uns ausgeglichen. So hilft uns Schokolade tatsächlich, ein bisschen glücklicher und ausgeglichener zu werden. Aber nur ein bisschen, denn die Mengen dieser Substanzen sind sehr gering und man müsste grobe Mengen essen, damit sie sich wirklich wie ein Medikament für die Seele auswirken. Und Sie werden sich fragen, welche Schokolade die beste für die Psyche ist. Eine Studie untersuchte den Serotoningehalt in Zusammenhang mit dem Kakaoanteil[1]. Fazit: Bitterschokolade mit 85 Prozent Kakao hatte die höchsten Werte.

Mein persönlicher Eindruck ist, dass Schokolade mich wieder wach und aufmerksam macht. Man muss allerdings sagen, dass aus Sicht der Wissenschaft der persönliche Eindruck wertlos ist: »Ich empfinde es so, oder ich habe bei meinem Kind beobachtet...« bezeichnet man als **anekdotischen Beweis,** also eine Anekdote, die man erzählt, die aber keine wissenschaftliche Bedeutung hat. Das, was ich beobachte, hat keine Gültigkeit. Stellt man eine Behauptung auf, muss das Gesagte **statistisch** belegt werden. Also testet man eine gewisse – möglichst hohe – Anzahl von Versuchspersonen, ungefähr im gleichen Alter, mit ähnlichem Gewicht und so weiter, ob bei ihnen die Schokolade auch zu einer Steigerung der Aufmerksamkeit führt, wenn sie mehrere Stunden am Schreibtisch sitzen. So werden die Probanden von zum Beispiel 9 bis 12 und von 13 bis 18 Uhr mit einer anstrengenden kognitiven Arbeit im Sitzen beschäftigt. Um 15 Uhr wird eine Pause eingelegt, die eine Viertelstunde dauert. Ein Drittel der Probanden bekommt nichts, ein Drittel ein Stück Schokolade und ein Drittel eine Süßigkeit, die mit der Schokolade vergleichbar ist, jedoch nicht die Bestandteile der Schokolade enthält, zum Beispiel einen Keks. Um 15:15 Uhr werden alle Gruppen Aufmerksamkeitstests unterzogen. So ist es möglich, dass jene Probanden, die Schokolade bekommen, signifikant besser abschneiden, als jene, die den Keks gegessen haben. Es kann aber auch sein, dass Keks- und Schokoladenesser gleich abschneiden. Idealerweise wiederholt man dieses Experiment mit den gleichen Personen an mehreren Tagen und rotiert die Bedingungen, damit alle Versuchspersonen alles erleben, bevor sie getestet werden. Danach kann man eine Aussage tätigen. Deckt sich die eigene Wahrnehmung mit dem Resultat aus dem Experiment, liegt man selbst im Durchschnitt.

Dass Schokolade nach Denkarbeit guttut, ist nicht nur mein eigener Eindruck, sondern auch in Studien belegt. In einer davon[2] wurden 30 Versuchspersonen mit einem Durchschnittsalter von circa 22 Jahren mehreren kognitiven Tests hintereinander unterzogen: Kopfrechnen und visuelle Tests, in denen die Probanden unter Zeitdruck nach Details suchen mussten. Am Ende der Testung konnten die Versuchspersonen Angaben über ihre mentale Müdigkeit und über ihre Stressbelastung machen. Die Probanden wurden nach dem Zufallsprinzip in drei Gruppen unterteilt: Zehn von ihnen bekamen fünf Tage lang einen Shake ohne Schokolade, zehn weitere Personen einen mit einer Niedrigdosierung (520 mg) und die letzten zehn einen mit einer Hochdosierung an Schokolade (994 mg). Alle Gruppen wiederholten die Tests. Wie erwartet, schlossen jene Probanden besser ab, die im Getränk die Schokolade hatten. Die Niedrigdosierung beseitigte in einem gewissen Maß das Gefühl der Erschöpfung. So bestätigt dieses Experiment meine eigene Wahrnehmung. Ich brauche das Stückchen Schokolade am Nachmittag, um meine Müdigkeit zu überwinden.

Sie werden sich vielleicht fragen, ob weiße Schokolade die gleichen Effekte wie dunkle hat. Dieser Frage sind Wissenschafter in einem Experiment[3] nachgegangen, in dem 60 Studenten Gedächtnistests absolvieren mussten. Ihre Aufgabe war es, sich Wortreihen zu merken und diese wiederzugeben. Danach bekam eine Hälfte der Probanden eine Tafel weiße Schokolade und die andere Hälfte der Probanden die dunkle Variante davon (100 g). Die Gedächtnistests wurden sowohl eine als auch drei Stunden nach dem Verzehr wiederholt. Die Resultate unterschieden sich zwischen beiden Gruppen erst im zweiten Test. Dabei schlossen die Dunkle-Schokolade-Esser besser ab. Es gilt zu bedenken, dass die Wirkstoffe der Schokolade ihre Aromen sind, also die **Flavonoiden,** die aber nur in der dunklen Schokolade enthalten sind. Die weiße besteht aus Kakaobutter, Milchpulver, Zucker und Vanillearoma.

Ich möchte natürlich selbst wissen, warum ich am Nachmittag nicht zu einem Apfel greife, statt zu einem Stück Schokolade. Dieser Frage sind auch Michael Macht und Dorothee Dettmer, zwei Wissenschafter an der Universität Würzburg, nachgegangen. In ihrer Studie[4] ließen sie 37 normalgewichtige, hungrige Frauen entweder einen Apfel, ein Stück Schokolade oder gar nichts essen. Zu verschiedenen Zeitpunkten danach (5, 30, 60 und 90 Minuten) baten sie die Probandinnen, ihr subjektives Empfinden schriftlich festzuhalten. Die Frauen gaben an, dass sowohl der Apfel als auch die Schokolade ihr Hungergefühl reduzierten, die Stimmung verbesserten, und sie sich kraftvoller fühlten. Allerdings war dieser Effekt bei der Schokolade stärker. Im Gegensatz zum Apfel verrieten die Versuchspersonen auch, dass die Schokolade sie einfach glücklicher macht. Vielleicht ist jetzt auch Ihre persönliche Wahrnehmung durch diese Studie bestätigt! ;-)

Kakao hält unser Gehirn fit

Mein Schokoladeplädoyer ist mein Freifahrtschein für die kleine Nachmittagssünde, wenn mich der Schoko-Hunger während der Arbeit packt. Allerdings versteht sich das nicht als uneingeschränkte Empfehlung. Denn Schokolade enthält nicht nur die guten Flavonoide, sondern auch Fett, Zucker, Emulgatoren und manchmal Konservierungsstoffe, die wir nicht brauchen. Was nun? Die Alternative sind Kakaobohnen. Vor einigen Jahren habe ich sie auf einer Reise in den französischen Antillen entdeckt. Mit einer gewissen Neugier und Skepsis habe ich sie als Souvenir nach Hause mitgenommen. Sie sind bitter und sehr intensiv im Geschmack, also ganz weit weg von der Milchschokolade mit Haselnüssen. Aber ich habe sie gegessen und seitdem immer wieder gekauft. Mittlerweile schmecken sie mir sogar sehr gut, vor allem auch, wenn ich daran denke, dass sie meinem Gehirn guttun.

Die Kakaobohne besteht aus primären und sekundären Pflanzenstoffen: Zu den ersten zählen Fette (50 Prozent), Stärke, Zucker (20–25 Prozent) und Proteine, zu den zweiten ihre Farbe, Aroma- und Geschmacksstoffe. Sekundäre Pflanzenstoffe bezeichnet man als **Polyphenole.** Darunter fällt auch **Epicatechin,** wovon sie hohe Mengen enthält[5]. Grundsätzlich quäle ich weder meine Studenten noch das Publikum in meinen Vorträgen mit unendlich vielen Fachbegriffen. Allerdings beschreiben Studien zu den Wirkungen von Kakao die Wirkung von Epicatechin, und auch in Nahrungsergänzungsmitteln auf Kakaobasis liest man von diesem Bestandteil. Polyphenole wie Epicatechin haben eine **antioxidative Wirkung** auf die Körperzellen.

Was bedeutet das? Unsere Zellen, selbstverständlich auch jene unseres Gehirns, sind in jungen Jahren sehr vital. Sie arbeiten einwandfrei, und ihre Zellmembran, also ihre Wände, sind elastisch. Denken Sie an die Haut eines Kindes: Wie wunderschön weich und strahlend sie ist, wie schnell sie sich regeneriert. Nun sind alle Körperzellen in jungen Jahren bestens funktionsfähig. Deswegen erholen wir uns schnell von Ermüdung und Krankheiten, und unser Gehirn ist leistungsfähig. Durch Stoffwechselvorgänge innerhalb der Zelle werden »Abfallprodukte«, **Radikale,** frei gesetzt. Sie bewirken Oxidationsvorgänge in der Zelle. Dadurch wird sie und somit auch ihre Zellmembran weniger leistungsfähig, sie altert, und genetische Programme werden weniger genau ausgeführt.

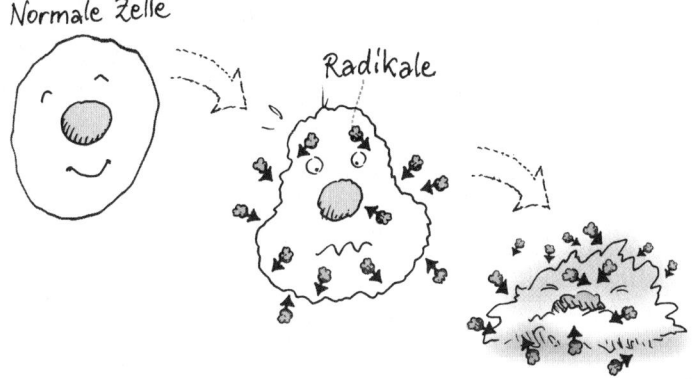

Radikale und ihre Auswirkung auf die Zellen

Alkoholische Getränke und Zigarettenrauch haben zum Beispiel eine stark oxidierende Wirkung im ganzen Körper: In der Leber können wir sie nicht sehen, auf der Haut aber schon. Wir sehen, wie sie an Elastizität und Tonus verliert, wie sie schneller altert und frühzeitig Falten bildet. Sie lassen jetzt womöglich Ihre rauchenden Bekannten und Freunde Revue passieren, um zu sehen, ob das tatsächlich so ist. Selbst wenn Sie jemanden kennen, der ein ganzes Leben lang raucht und eine schöne Haut hat, heißt es nicht, dass dies beim Durchschnittsbürger auch so sein muss. Die Ausnahmeperson ist der sogenannte **statistische Ausreißer.** Aber zurück zum Kakao mit der guten Nachricht: Polyphenole, zu denen eben Epicatechin gehört, haben eine antioxidative Wirkung, sie bauen also freie Radikale ab und halten deswegen die Zellen fit, auch jene unseres Gehirns.

Alle Arten von Zellen profitieren von der Wirkung der Polyphenole, auch jene, die Blutgefäße im Gehirn bilden: Sie sollen möglichst stark, aber auch dehnbar sein, um das Gehirn mit Blut ausreichend zu versorgen. Eine gute Durchblutung des Gehirns ist eine der Säulen seiner einwandfreien Funktion, denn das Blut transportiert Sauerstoff und Zucker. Beide dienen den Neuronen als Brennstoff. Wie sich **Kakaoflavonoide** (eine Unterklasse von Polyphenolen) auf die Gefäße auswirken, hat ein Experiment untersucht, in dem menschliche Probanden vier Tage lang einen Liter Kakaodrink bekamen. In der Flüssigkeit waren 821 Milligramm Flavonoide enthalten. Das Getränk wirkte auf die **Dehnbarkeit der Arterien.** Innerhalb dieser kurzen Zeit wurde sie um 29 Prozent gesteigert. Aber Kakao kann mehr! Eine weitere Studie belegt, dass Kakaoflavonoide die Entstehung neuer Blutgefäße, die **Angiogenese,** begünstigen. Von besonderem Interesse ist die positive Auswirkung von Durchblutung und Angiogenese auf den Hippocampus, jene Gehirnstruktur, die für Kurzzeitgedächtnis, räumliche Navigation und die Neurogene zuständig ist. Alle drei Funktionen werden somit dank der Flavonoide gestärkt[6]. *A cocoa bean a day keeps the doctor away!*, könnten die Engländer sagen. ;-)

Bereits mit dreißig spürt man, dass man nicht mehr so leicht lernt wie in der Schulzeit. Dies ist darauf zurückzuführen, dass der Hippocampus ab dem zwanzigsten Lebensjahr um circa ein Prozent schrumpft. Je älter man wird, umso schwieriger speichert man neue Information, selbst der Einkauf wird ohne Liste mit dem Voranschreiten der Jahre anstrengend. So ist es nicht unüblich, dass die ersten leichten Gedächtnisstörungen ab dem fünfzigsten Lebensjahr eintreten, speziell dann, wenn man unter Dauerstress steht, schlecht schläft, sich wenig bewegt und sich aber auch nicht ausgewogen ernährt. Kann da Kakao helfen? Ja! Eine Studie[7] mit 37 Erwachsenen zwischen 50 und 69 Jahren, die bereits kleine Probleme mit dem Kurzzeitgedächtnis hatten, hat die Auswirkung von Kakaoflavonoiden untersucht. Die Versuchspersonen aßen drei Monate lang eine an Epicatechin reiche oder arme Diät, respektive mit 900 Milligramm Kakaoflavonoiden (138 mg Epicatechin) oder 10 Milligramm Kakaoflavonoiden (<2 mg Epicatechin) täglich. Vor dem Beginn des Experiments führten die Probanden Gedächtnistests durch, in denen sie sich Wortreihen merken mussten. Das Volumen ihrer Hippocampi wurde zu diesem Zeitpunkt mit Magnetresonanztomographie gemessen. Nach drei Monaten führten die Versuchspersonen die gleichen Gedächtnistests durch: Sie konnten sich bedeutend mehr Wörter merken als am Anfang der Studie. Auch das Volumen der Hippocampi war größer geworden, und die Kapillargefäße hatten sich vermehrt!

Von besonderem Interesse ist diesbezüglich eine Untersuchung, die innerhalb des Hippocampus die Durchblutung des Gyrus dentatus[7] unter die Lupe nahm, der »gezahnten Windung«, wie sie nach dem Lateinischen bezeichnet wird. Eine ihrer zahlreichen Funktionen[8] ist die Neurogenese, also die Entstehung neuer Stammzellen. Das Gehirn braucht sie zur Verstärkung von Zellverbänden dort, wo gelernt wird, oder wo aufgrund von Erkrankung oder Unfall, eine Reparatur, notwendig ist. Flavonoide haben eine besondere Eigenschaft:

Sie können die Blut-Hirn-Schranke passieren. Landwirbeltiere – zu denen der Mensch gehört – haben zwei Blutkreisläufe: Ein Kreislauf bewegt das Blut für Gehirn und Wirbelsäule, der andere Kreislauf jenes für den restlichen Körper. Die Blut-Hirn-Schranke besteht aus mehreren Barrieren und hindert schädliche Stoffe und Krankheitserreger, das Gehirn und die Wirbelsäule über das Blut zu erreichen. Nun konnten Wissenschafter bei Nagern, die davor Kakaopellets gefressen hatten, Flavonoide im Hippocampus der Tiere finden. Ihre Wirkung ist indirekter Art: Die Aroma- und Geschmacksstoffe stimulieren die Ausschüttung des Nervenwachstumsfaktors[9] (BDNF) direkt im Hippocampus. Ihrerseits regt diese Substanz im Gyrus dentatus die Neurogenese an. Darüber hinaus stärkt BDNF Neurone und ihre Verbindungen.

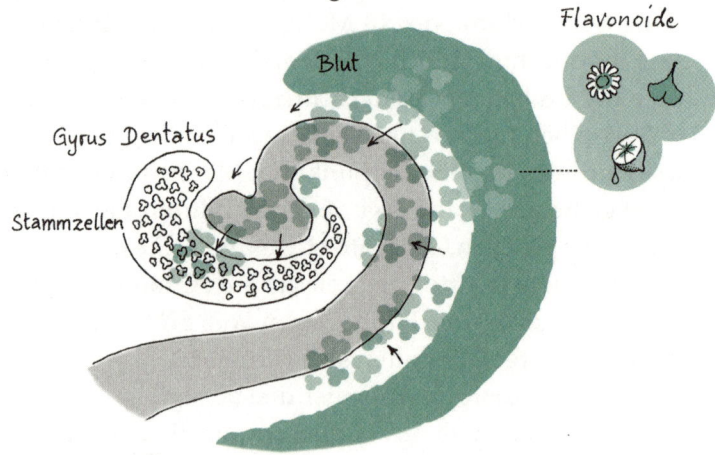

Neurogenese und
Flavonoide im Gyrus dentatus

An der kalifornischen Universität La Jolla fand ein Experiment an weiblichen Mäusen über räumliches Gedächtnis statt, in dem die Wirkung von Epicatechin darauf geprüft wurde[6]. Die Tiere absolvierten zunächst die obligaten

Schwimmgänge im Wasserlabyrinth, und ihre Merkfähigkeit wurde von den Wissenschaftern aufgezeichnet. Danach bekamen die Nager ein einziges Mal Kakaoflavonoid, hochdosiert im Trinkwasser. Einen Tag später wurden sie erneut getestet, indem das Wasserlabyrinth verändert wurde und die Mäuse zum zweiten Mal die Position der Erholungsplattform lernen mussten. Dieser Lernvorgang gestaltete sich effizienter als der erste. Danach nahmen die Wissenschafter das Gehirn der Tiere unter die Lupe. Sie fanden darin Angiogenese und vermehrte Synapsenbildung. Auch Substanzen, die auf eine Degeneration des Hippocampus hinweisen, sogenannte **Markers,** waren gegenüber jenen Tieren, die kein Epicatechin getrunken hatten, verringert!

Wie oft sollen wir Menschen Kakaobohnen essen? Ein Übersichtsartikel aus dem Jahr 2020, in dem 67 Studien mit positiven Auswirkungen auf die menschliche Kognition im Alter zwischen 18 und 90 zusammengefasst werden, empfiehlt eine tägliche Dosis von mindestens 50 Milligramm Epicatechin. Was den Zeitraum der Einnahme anbelangt, sind die Resultate nicht einheitlich. In manchen Experimenten konnte ein positiver Effekt bereits nach einmaliger Gabe festgestellt worden, in anderen wurde die Einnahme über längere Zeiträume getestet, bis zu vier Wochen. Wollen wir an der täglichen Mindestdosis Epicatechin (50 mg) festhalten, müssen wir rechnen. Frisch geerntete Kakaobohnen enthalten zwischen 22 und 43 Milligramm Epicatechin pro Gramm Produkt. Also könnten zwei Bohnen ausreichen, wenn sie im Rohzustand genießbar wären. Aber das sind sie nicht. Nach ihrer Fermentierung und Röstung sinkt der Gehalt auf zwei bis zehn Milligramm pro Gramm[10]. Wenn eine Kakaobohne zwischen ein und zwei Gramm, je nach Herkunft und Qualität, wiegt, muss man schon einige Bohnen zu sich nehmen, um auf 50 Milligramm Epicatechin zu kommen, *worst case* 25 Stück! Für mich löse ich das Problem, indem ich in den Wintermonaten eine bis zwei zerkleinerte Bohnen in mein Müsli rühre. Sie bleiben knusprig und gesellen sich gut zum Geschmack anderer Nüsse. Am Abend, wenn mich die Lust nach Schokolade packt, esse ich auch ein paar Kakaobohnen. Allerdings verfolge ich nicht das Ziel, auf die tägliche 50-Milligramm-Dosis zu kommen. Möglicherweise reicht meine Dosis nicht, um jene positiven Effekte zu erzielen, die in den Studien beschrieben werden. Aber besser als nichts, und vor allem besser, als noch mehr Schokolade zu essen. Es ist auch so, dass ich mich nicht permanent mit den Bestandteilen meiner Ernährung beschäftigen kann und will. Ich habe ja auch noch anderes zu tun. Und immerhin gibt es ja auch noch andere Lebensmittel, die Polyphenole enthalten, wie Beeren aus meinem Garten, die ich für die Winterzeit einfriere, Tee, Zitronensaft und ja, ein Glas Rotwein!

Von Polyphenolen und Entzündungen im Gehirn

Nonna Irene versorgte uns im Sommer mit Gemüse und Obst aus ihrem Garten. Jedoch wächst im Aostatal aufgrund des Klimas nicht alles, und im Winter lag eine dicke Schneeschicht auf den Feldern. Nur der Radicchio überlebte die kalte Jahreszeit, eingehüllt in seine vertrockneten Blätter. So schleppte Mamma jeden Donnerstag vom Wochenmarkt allerlei Gemüse und Obst nach Hause, das aus dem Süden Italiens kam. Die Händler verkauften es in rauen Mengen: Zehn Artischocken, fünf Kilo Orangen ... Nichts für einen Single-Haushalt, aber gut für eine dreiköpfige Familie, die gerne Obst und Gemüse isst. Zu jedem Hauptgericht kamen mindestens zwei Gemüsebeilagen: Salat und gekochtes Gemüse wie Spinat, Mangold, Karotten, das meistens mit Olivenöl und ein paar Spritzern Zitrone angerichtet war. Gekochte Kartoffeln gab es selten, vielleicht zweimal im Monat. Am Ende jeder Mahlzeit aßen wir Obst, zwei bis drei Sorten täglich, im Sommer oft Macedonia, so nennt man den Obstsalat auf Italienisch, Erdbeeren, Aprikosen, Weinbergpfirsiche, ein paar Himbeeren und mit Ausnahme von Banane und Zitronensaft alles aus eigenem Oma-Anbau.

Die mediterrane Diät gehört laut Ernährungswissenschaft zu den gesündesten weltweit, auch für das Gehirn. Dies verdankt sie ihrem hohen Anteil an Polyphenolen, die sich als Antioxydanten auswirken. Polyphenole können allerdings mehr: Sie hemmen **Entzündungen,** auch im Gehirn[11]. Bei diesem Wort denken wir gleich an Schmerz: Ist das Zahnfleisch entzündet, können wir schwer kauen, haben wir uns einen Schiefer eingezogen, ist das Gewebe geschwollen, und es tut weh. Das Gehirn hat keine Schmerzrezeptoren, daher haben wir keine Empfindungen. Die alltäglichen Entzündungen sind auch nicht akut, aber sie sind da und das jahrelang. Sie setzen unserer Kommandozentrale leise zu, machen sie weniger leistungs- und widerstandsfähig, sie öffnen psychischen und degenerativen Erkrankungen den Weg. Verursacht werden diese Entzündungen von Fetten, deren molekulare Struktur durch Erhitzung verändert wird. Margarine, Jahrzehnte lang als »gesunde« Alternative zu Butter angepriesen, enthält **gesättigte Fette** und **Transfette.** Je nach Rezeptur werden Pflanzenöle (und tierische Fette) erhitzt, in ihrer Konsistenz verändert und streichfähig gemacht, aromatisiert, gefärbt und so weiter, damit sie wie Butter aussehen und schmecken, obwohl sie es nicht sind. Diese Fette finden wir in industriell erzeugten Produkten, wie Tiefkühl- und Dosengerichten, auch in Halbfertigprodukten, die in der Gastronomie verwendet werden.

Selbst wenn man zu Hause, in der eigenen Küche, ausschließlich mit Butter und hochwertigem kaltgepressten Olivenöl kocht und anrichtet, kann man den Transfetten kaum entkommen. Sie befinden sich in Suppencroutons und Backwaren, in Keksen und sogar in Toastbrot und das oft sogar höher konzentriert als in der Margarine!

In Bezug auf Transfette sitzt auf der Anklagebank der Wissenschaft wieder die **westliche Diät.** Sie kennzeichnet sich durch einen hohen Anteil an raffinierten Kohlenhydraten, Zucker und (Trans)Fetten. Dies auch deswegen, weil die westliche Diät sich zahlreicher industriell erzeugter Produkte bedient wie Brot, Saucen, Tiefkühlprodukte und Konserven.

Wäre ein Burger in all seinen Bestandteilen *home made*, also mit hochwertigen Zutaten zubereitet, inklusive des *Buns* und der Mayonnaise (mit Olivenöl gerührt), wäre er nicht pauschal als Junk-Food zu klassifizieren. Nun wird die westliche Diät zu Recht beschuldigt, für die massive Gewichtszunahme der Weltbevölkerung verantwortlich zu sein. Aber nicht nur das. Auch Diabetes II und, als ob das nicht schon reichen würde, auch die ständig wachsende Zahl an Demenzerkrankungen in allen Bevölkerungsschichten kann man auf die Ernährung zurückführen. Tierstudien belegen diese Zusammenhänge sehr gut, aber auch Untersuchungen an Menschen[12]. Die Debatte über ungesundes Essen betrifft meistens nur Übergewicht und Diabetes. Aber auch das Gehirn von Menschen, die nicht übergewichtig sind und keinen Diabetes II haben, wird von schlechtem Essen geschädigt. Zunächst nimmt man das gar nicht wahr. Der Prozess ist schleichend, unsere kognitiven Fähigkeiten werden allmählich reduziert und unsere Psyche wird instabil. Mein Motto lautet deswegen auch: **Ich esse nicht für meine Figur, ich esse für mein Gehirn!** Zu bedenken gilt auch, dass Demenz nicht von einem Tag auf den anderen auftritt: Sie ist das letzte Glied einer Kette von Veränderungen im Gehirn, die über die Jahre von entzündlichen Zuständen mitverursacht werden. Die Symptome machen sich bereits im mittleren Alter mit Defiziten im Gedächtnis und im Multitasking[13], wie etwa beim Autofahren, bemerkbar.

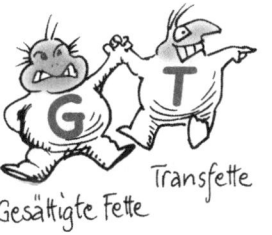

Ungesunde Fette

Transfette

Gesättigte Fette

Solche Entzündungen werden auch im Gehirn von Kindern und jungen Erwachsenen
verursacht, nicht nur bei alternden Menschen[14].
Ausgerechnet die Jugend liebt Burger und
Pommes. Daher sollte man für den Fall, dass
diese oft auf Ihrer Speisekarte und der Ihrer
Kinder stehen, wissen, was gesättigte Fette
und Transfette mit dem Körper genau machen.
Kurz und bündig: Sie aktivieren ein besonderes Protein mit einem »tollen« Namen, den
Toll-like Rezeptor 4.

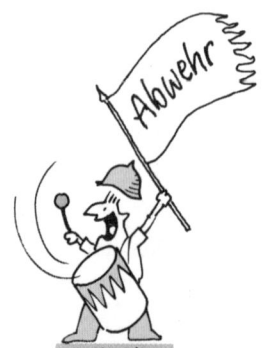

Er ist dazu da, Angriffe auf das Immunsystem von Viren,
Bakterien und Pilzen zu erkennen. Sind Feinde in den Körper
eingedrungen, schlägt Toll-like Rezeptor 4 Alarm: Er sendet
Signale an eine ganze Armada von Abwehrsoldaten, bestehend
aus **Zytokinen** und **weißen Blutkörperchen.** Sie rücken aus
und kämpfen gegen die Aggressoren. Zytokine gibt es in unterschiedlicher Ausführung und mit verschiedenen Aufgaben:
Zum einen weisen sie die Körperzellen an, sich gegen Viren zu
rüsten. Zum anderen dienen sie der Kommunikation zwischen
Immunabwehrzellen, damit sie mit vereinten Kräften die Erreger bekämpfen. Darüber hinaus lassen Zytokine auch die
weißen Blutkörperchen wachsen: Als Fresszellen machen sie
den Eindringlingen den Garaus.

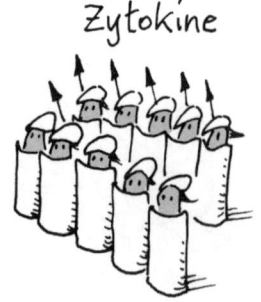

**Zytokine und
weiße Blutkörperchen**

Es ist schwer vorstellbar, aber auch Transfette und *bad friends* lösen eine erste Reaktion beim Toll-like Rezeptor 4 aus. So setzt sich die ganze Immunabwehrreaktion in Gang, wenn wir genüsslich die Pommes, ein Kartoffelstäbchen nach dem anderen mit Zeigefinger und Daumen aus der Papiertüte herausfischen und in Mayo tunken. All diese bösen Fette werden vom Immunsystem wie Erreger behandelt. Hätten Sie jemals gedacht, dass die perfekt frittierten knusprigen Pommes Entzündungen verursachen, auch im Gehirn? Ich muss gestehen, dass ich bis vor einigen wenigen Jahren, auf meinen langen Autofahrten zwischen Österreich und Leipzig, immer wieder auf der Autobahn für ein Fast-Food-Menü an einer Raststätte gehalten habe. Die Alternative dazu, die anderen industriell gefertigten Lebensmittel wie Würstel oder Toast, sind allerdings qualitativ auch nicht besser: Minderwertiges Fleisch, Konservierungs- und Zusatzstoffe. Und ich gestehe, dass mir der Burger mit Pommes sogar geschmeckt hat, und nach wie vor schmecken würde. Daher verstehe ich, dass man sich auf das weiche, süßliche Brot freut, auf die halbgeschmolzene Scheibe Falschkäse mit steifen Ecken, die auf dem Patty sitzt, auf die Mayo zu den salzigen Pommes, und dass man dazu eine kalte Cola mit jeder Menge Eis aus dem Pappbecher schlürft. Bei einer Autofahrt macht man gerne Pausen, man muss ja auch auf die Toilette… ;-) Aber seitdem ich von der Gefahr weiß, die von dieser Art Essen ausgeht, halte ich mich zurück. Wenn die Versuchung lockt, denke ich an Toll-like Rezeptor 4, und was dieser Burger und die knusprigen Pommes meinem Gehirn antun. Mittlerweile nehme ich, wenn ich reise, meinen eigenen Imbiss mit. Eine Scheibe selbst gebackenes Life Changing Bread (Rezept überall im Internet), eine halbe Gurke, ein Stückchen Almkäse, einen Apfel, und schon ist der Hunger weg. Ich brauche keine Angst zu haben, dass sich das Essen gegen meinen Körper und ja, noch schlimmer, gegen

mein Gehirn, richtet. Ich esse am Parkplatz und trinke meinen
Tee, den ich mit frischem Ingwer zu Hause zubereitet habe:
Keine Transfette, keine Zuckerlimonade, Toll-like Rezeptor 4
ist unterbeschäftigt und erholt sich in Erwartung echter Feinde
wie Viren, Bakterien und Pilze, die sicher irgendwo lauern und
mich früher oder später attackieren. Mit dem richtigen Essen
strapazieren wir unser Immunsystem nicht, und unser Gehirn
dankt es uns auch.

Sie werden sich während des Lesens fragen, ob sich auch
der sporadische (hat für jeden von uns eine andere Bedeutung)
Konsum von Junk-Food auf die Entzündung Ihres Gehirns
auswirkt. Nun ist jeder Organismus ein bisschen anders, abhängig von Alter, Genetik, Bewegung und so weiter. Man kann
nicht sagen, dass Junk-Food einmal im Monat unschädlich ist,
auch nicht, dass es schadet. Wenn Sie unter dreißig und sportlich sind und sich sonst gut ernähren, kann Ihnen eine Fast-
Food-Mahlzeit nichts anhaben. Aber wenn sie auf Nummer
sicher für Ihr Gehirn gehen wollen, versuchen Sie, so selten
wie möglich zu Burger und Pommes zu greifen und auch mit
Fetten im Allgemeinen bedacht umzugehen, auch zu Hause.
Verwenden Sie möglichst naturreine und kaltgepresste Öle,
denn alles schreibt sich in die Buchhaltung unserer Gehirn-
gesundheit ein. Früher oder später bekommen wir die Rechnung präsentiert.

Gesättigte Fette

Transfette

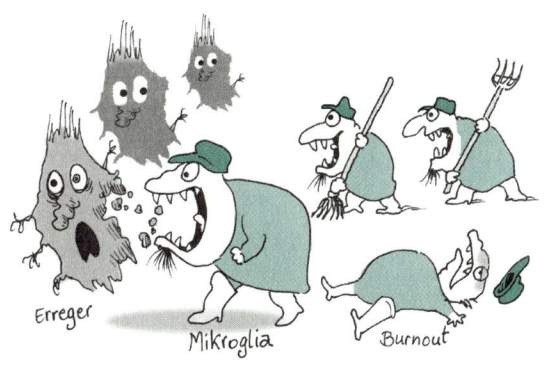

Erreger Mikroglia Burnout

Mikroglia

Wir können allerdings etwas für unser Gehirn tun, selbst wenn wir ab und an mit ungesundem Fett sündigen: Wir können darauf achten, dass wir ausreichend Polyphenole zu uns nehmen, mit viel Gemüse, Obst, Beeren, alles bunt gemischt, damit wir von allem etwas bekommen. Polyphenole erhöhen die Blutzufuhr und wirken sich auf die Tätigkeit von **Mikroglia** aus. Diese Gehirnzellen, die ich in meinen Anfangsvorlesungen flapsig als »Putzerfische« des Systems Gehirn bezeichne, sind nicht »ortsansässig«. Sie wandern durch das Gehirn, fressen abgestorbenes Zellmaterial und Abfallprodukte des Gehirnstoffwechsels, knabbern an Synapsen, die wegen Nichtbenutzung abgebaut gehören und verhelfen anderen Synapsen zum Wachstum. Kein Netzwerk im Gehirn könnte ohne Instandhaltung durch die Mikroglia einwandfrei funktionieren.

Im akuten Entzündungsgeschehen dienen sie der Immunabwehr, indem sie selbst Erreger beseitigen und über eigene Zytokine Signale an Immunzellen schicken, sodass alle Eindringlinge koordiniert angegriffen und beseitigt werden können[15]. Bei **chronischen Entzündungen,** die in unserem Fall auch von regelmäßiger Fettzufuhr oder vom Fettgewebe selbst ausgehen, sind Mikroglia ständig im Einsatz, so wie ein Rettungsteam, das Tag und Nacht ohne Pause fährt. Das kann zur Überbeanspruchung dieser Zellen führen, eine Art »Burnout«

117

verursachen, das sich mit Fehlfunktionen ausdrückt. So greifen die Mikroglia nicht nur kaputtes Gehirngewebe an, sondern auch gesundes[16] und perpetuieren selbst die Entzündungen! Die gute Nachricht: Polyphenole können zum Glück die Überfunktion der Gliazellen hinunterfahren und sich somit schützend auf das System Gehirn auswirken[15].

Viele Experimente haben mit isolierten Substanzen in hoher Dosierung gearbeitet, wie zum Beispiel mit Konzentraten gewisser Obstsorten oder Beeren. Damit diese Menge an Polyphenolen gegen unsere Entzündungen etwas bewirken, müssten wir massive Mengen an Früchten essen. Und es gilt zu beachten, dass solche Dosierungen auch Nebeneffekte haben können. Bei Nahrungsergänzungsmitteln ist deren Aufnahme durch den Körper auch nicht immer gewährleistet. Oft wirken gesunde Substanzen nur in Interaktion mit anderen, wie das bei natürlichen Lebensmitteln der Fall ist. Nimmt man Nahrungsergänzungsmittel mit Polyphenolen, ist es möglich, dass der Körper sie auch wieder ausscheidet, ohne dass sie ihre Arbeit zielführend verrichtet haben. Daher ist es immer am besten, wenn man viele Obst- und Gemüsesorten möglichst frisch isst. Man kann dadurch nichts falsch machen.

Die guten und die schlechten Fette für das Gehirn

Ich liebe deftiges Essen, egal in welchem Land. Österreichisches Essen wie Schweinsbraten mit Semmelknödel, Brettljause – ein Holzbrett mit verschiedenen Sorten Speck und Wurst, Streichkäse, Essiggurke und Meerrettich – bestelle ich meistens auf Almhütten nach einer Wanderung oder nach einer Mountainbike-Tour, wenn ich die Kalorien von 100 Radkilometern bereits verbraucht habe. Und ich esse für mein Leben gerne, so wie es mir meine Eltern und Nonna Irene vorgelebt haben. Allerdings arbeite ich nicht auf den Feldern, mein Beruf findet im Sitzen statt. So kann ich nicht jeden Tag die dreifache Menge an Kalorien und Fetten zuführen, wenn ich mich körperlich wenig betätige. Aber abhängig von der Bewegung, überlege ich sowohl Menge als auch Speisen. Und meistens esse ich für mein Gehirn, auch die guten Fette!

Es sind nicht nur Burger und Pommes, die uns nicht guttun. Auch der übermäßige häusliche Genuss fettreicher Nahrungsmittel ist nicht gut für das Gehirn. In einer Studie über den Einfluss der sogenannten **Fat-Lard-Diät**[17], in der extrem viel Fett zugeführt wird, bekamen zwölf Monate alte Mäuse 16 Wochen lang Futterpellets mit 60 Prozent Schweinefettanteil. Die Westliche Diät enthält übrigens 42 Prozent Fett. Die Vergleichsgruppe bekam *Low-Fat*-Pellets (15 Prozent). Die armen Nager, die zufällig zur *Fat-Lard*-Diät bestimmt wurden, nahmen zu und zeigten bedeutend schlechtere Gedächtnisleistungen in Labyrinthtests als ihre schlanken Experimentkollegen. In den verfetteten Gehirnen fanden die Forscher einen erhöh-

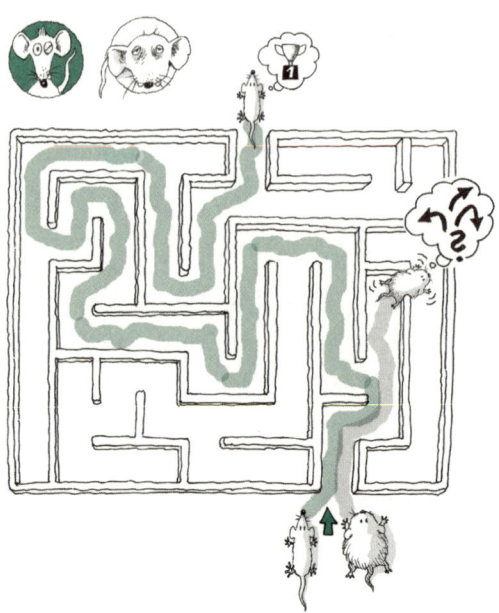

ten Spiegel an diversen Zytokinen, eindeutiges Zeichen einer bereits eingetretenen Entzündung.

Die schwache Gedächtnisleistung war aber auch dadurch erklärbar, dass die Nager wesentlich niedrigere Werte an **Nervenwachstumsfaktor** aufwiesen, jener Substanz, die unsere Neurone und ihre Verbindungen stärkt. Eine mögliche Erklärung dafür, warum gewisse Regionen des Gehirns betroffen sind, wie der Hippocampus – für Gedächtnis, räumliche Navigation und Neurogenese zuständig –, kann darin liegen, dass fettreiches Essen die Hirn-Blut-Schranke durchlässig macht. Dadurch können schädliche Substanzen das Gehirn erreichen und ihm zusetzen[18]. Fettes Essen gefährdet also durch diese Mechanismen die Gesundheit und die Leistung unseres Gehirns. Eltern mögen dieses Buch jetzt nicht weglegen! Sie sind aufgerufen, ein Veto gegen Chicken Nuggets und Pommes einzulegen – als Zeichen der Liebe, selbst wenn Kinder Junk-Food vehement fordern: Es geht um ihre jungen Gehirne!

Regelmäßiger Fettkonsum führt auch zur Bildung von **Fettgewebe.** Übergewicht und Menschen, die als adipös gelten, also mit einem BMI von >25, stellen derzeit ein Drittel der Weltbevölkerung dar, ca. 2,1 Milliarden[19]. Es wird damit gerechnet, dass im Jahr 2030 zirka 50 Prozent der Menschen auf dem Planeten übergewichtig und in der Folge auch von kognitiven Beeinträchtigungen betroffen sein werden. Neu ist für die meisten, dass Fettgewebe zu einer chronischen Entzündung unseres Körpers, mitunter auch unseres Gehirns führt. Dies rührt daher, dass Fettgewebe **Adipokine**[19] ausscheidet: Es handelt sich um gewebespezifische Zytokine und Chemokine. Letztere sind Signalproteine mit einer besonderen Aufgabe: Sie lösen bei Zellen eine Wanderbewegung (!) aus. Dorthin, wo die meisten Chemokine sind, wandern auch Immunzellen, die aus dem Blut kommen.

So bewegen sich die Immunzellen vom Fettgewebe aus und wandern den Chemokinen nach. Sie erreichen Organe wie die Leber und das Pankreas, aber auch die Skelettmuskeln und – wie nicht anders zu erwarten – das Gehirn. Überall verursachen sie Entzündungen. Möglicherweise haben Sie gelesen, dass Übergewicht ein Risikofaktor für Influenzaviren und mitunter auch für Covid-19 ist: Dies ist nun verständlich. Das Immunsystem ist bei Übergewicht ständig beansprucht und

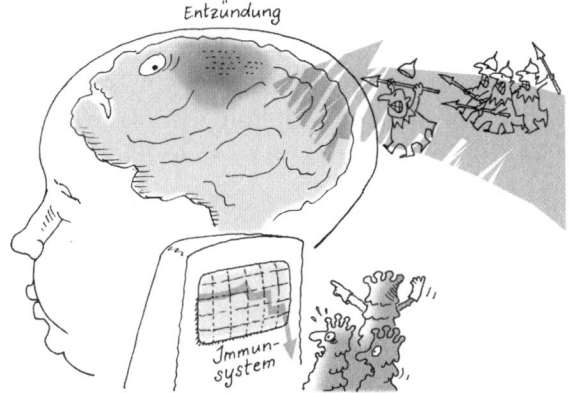

Adipokine und
Immunsystem

sozusagen nicht »auf der Höhe«, um den von außen kommenden Viren den erfolgreichen Kampf zu liefern.

Im Vortrag werde ich oft gefragt, ob man Entzündungsketten vorbeugen, oder sie mit Polyphenolen stabilisieren kann, indem man Rippchen am Grill mit vielen Kräutern würzt und einen guten Salat dazu isst. Ich liebe dieses Fleisch, den Duft des brutzelnden Fetts und des Rosmarinzweigs, den ich in die Glut werfe, nachdem ich die Rippchen mit Olivenöl eingepinselt habe. Ja, natürlich hilft es ein bisschen, Entzündungen vorzubeugen, und wenn man einmal Fett isst, ist unser Gehirn nicht in Gefahr. Die Menge und die Dauer machen es aus, vor allem auch das Fehlen von Lebensmitteln, die gegen Fette arbeiten. Nicht nur Polyphenole helfen gegen Entzündungen, sondern auch **Fettsäuren.** Man spricht von **einfach ungesättigten** Fettsäuren: Man findet sie in hochwertigen Pflanzenölen wie Oliven- und Rapsöl. Die **mehrfach ungesättigten Fettsäuren** werden in Omega-6-Fettsäuren und Omega-3-Fettsäuren unterteilt: Die ersten sind in Raps-, Lein-, Walnuss-, Sojaöl, in vielen Nüssen und dunkelgrünem Blattgemüse wie Spinat, aber auch in fettreichen Fischen aus kalten Gewässern wie Lachs, Makrele, Sardinen und Thunfisch enthalten. Die Omega-6-Fettsäuren sind in verschiedenen Ölen (Maiskeim-, Distel-, Sonnenblumen-, Kürbis-, Mais- und Traubenkernöl), aber auch in Butter, Eigelb, in hochwertigem Fleisch, in Biomilch[20] und Innereien zu finden. Und nun die gute Nachricht: Mehrfach ungesättigte Fettsäuren (aber auch Polyphenole) reduzieren das Signal vom Toll-like Rezeptor 4: So kann die gesamte Entzündungskette gar nicht erst in Gang gesetzt werden[19]!

Die ungesättigten Fettsäuren können allerdings noch mehr. In einer Studie mit zwei Gruppen grauer Mausmaki, einer besonderen Art von Lemuren, jener nachtaktiven kleinen Primaten mit den großen runden Augen aus Madagaskar, haben Forscher das Futter entweder mit Oliven- oder mit Fischöl angereichert, weil es sehr reich an ungesättigten Fettsäuren ist[21]. Um die Auswirkungen des Fischöls auf das Gehirn der Tiere zu beobachten, wurden sie mehrfach getestet. Sie schnitten in einem visuellen Test besser ab und waren auch weniger ängstlich. Daraufhin wurden die Tiere einem Enzephalograph angeschlossen. Mit diesem Gerät leitet man Gehirnwellen ab: Ihre Frequenz gibt Aufschluss über Prozesse, die im Gehirn stattfinden. Bei den Lemuren, die das Fischöl bekommen hatten, fanden die Forscher Beta- und Gammabandfrequenzen, ein Hinweis dafür, dass die Tiere ein besseres Gedächtnis entwickelt hatten. Auch die Neurogenese war angekurbelt worden. Nach 21 Monaten hatten die Fischöl-Fresser in ihrem Hippocampus eine größere Anzahl neuer Zellen als die Olivenöl-Lemuren!

Unsere vernünftige Devise für die Zukunft lautet: Viel Gemüse und Obst, Beeren und Fische aus kalten Gewässern, damit man die Entzündungskette gar nicht erst in Gang setzt[9]! Ich persönlich bin dafür, dass man nicht dogmatisch der einen oder der anderen Mode folgt, sondern sich im Sinne des gesunden Menschenverstands sehr abwechslungsreich und mit frischen Zutaten ernährt. Idealerweise sind sie möglichst ohne Gifte gezogen worden und kommen mit kurzen Transportwegen zu uns. Ernährung ist kein Thema, das man wie ein Hobby behandeln darf: Sie ist die Basis unserer Gesundheit und ja, wir essen nicht für unsere Figur, wir essen für unser Gehirn!

Dämm-material
Toll-Like
OMEGA 3
OMEGA 6
Milch

Auswirkung von Omega-3- und Omega-6-Fettsäuren auf den Toll-like Rezeptor 4

Diät und Willenskraft

Meine Mamma war Raucherin: In ihrer Generation war das ein Ausdruck von Emanzipation. So gut wie jede Frau in unserer Nachbarschaft rauchte, auch sie. Sie hatte häufig Bronchitis und versuchte oft aufzuhören. Nichts half. Als sie aber mit 56 Jahren einen Herzinfarkt erlitt, konnte sie doch von einem Tag auf den anderen auf die Zigaretten verzichten. Dafür begann sie, Süßigkeiten zu essen, Kuchen, Schokolade. Und sie ging am Nachmittag zu Ali Baba, dem Eissalon im Ort, auf einen Früchtebecher. Sie rauchte zwar nicht mehr, dafür nahm sie 30 Kilo in einigen wenigen Jahren zu: Statt 50 wog sie mindestens 80 Kilo bei einer Größe von 1,60 Meter! Meine immerwährende Predigt zielte auf ihre Willenskraft: Es müsste doch gelingen, dass sie abnimmt, ja, für ihre Gesundheit. Nein, die Sache ist viel komplizierter als ich damals dachte und heute weiß ich, dass sie auch für ihr Gehirn abnehmen hätte sollen. Allerdings irrte ich mich mit der Willenskraft: Scusa mamma!

Zigarettenrauch sowie auch Alkohol und andere Drogen führen zur Ausschüttung von **Dopamin** und wirken sich auf unser Belohnungssystem aus. Selbst wenn die erste Zigarette grauslich schmeckt und der Rauchgestank sich in den Haaren einnistet, ist das Anziehen am Glimmstengel früher oder später angenehm, »belohnend« sozusagen. Belohnung ist ja der Motor jeglicher Motivation. So ist ein Raucher motiviert, zur späten Stunde noch zum Zigarettenautomaten zu fahren, denn er braucht möglicherweise seinen Schuss Dopamin, um den Tag zufriedenstellend abzuschließen. Es ist nichts Verwerfliches darin, Impulsen der Belohnung nachzugehen, so sind wir eben gebaut. Entfällt die Belohnung durch die Zigarette, bleibt allerdings ein unbefriedigtes Verlangen danach und kein Wunder, dass man instinktiv zum Essen greift, so wie meine Mutter.

Nun, wie ist es, wenn jemand nicht nur auf die Zigarette, sondern auch auf die Belohnung durch das Essen verzichten soll? Was ist der Ersatz dafür? Man bedenke, dass die Belohnung zeitnah kommen soll, denn das System, welches nach ihr ruft, ist nicht auf lange Fristen zu programmieren. Die in Aussicht gestellte schlanke Figur in einem halben Jahr ist nicht greifbar. Gleiches gilt für eine bessere Gesundheit. Wenn der Arzt darauf hinweist, dass der Patient nahe am Diabetes ist oder an einer Herzkreislauferkrankung, und die Belohnung für den Verzicht auf Essen eine verbesserte Gesundheit wäre, die sich erst in einigen Monaten einstellen würde, springt der Patient nicht gleich auf den Motivationszug. Der Verzicht ohne Ersatz ist halt sehr schwierig. Keine Frage, der Patient erkennt sehr wohl, dass es absolut notwendig ist, dass ohne diese Maßnahme sogar sein Leben in Gefahr ist. Ja, es ist plausibel, nur das Belohnungsnetzwerk tickt anders: Es will Dopamin. Selbst wenn ich in diesem Buch erkläre, wie Übergewicht unserem Gehirn Schaden zufügt, wird mancher Leser das Buch mit einem schlechten Gewissen weglegen und zu seiner Belohnung greifen. Gesundheit, bessere Gehirnleistung ist kein passender Ersatz für Essensverzicht, besser gesagt für Essensentzug! Bei vielen hilft Belohnung durch Verliebtheit. Oft nehmen Menschen ab, wenn sie einem (potentiellen) Partner, einer Partnerin gefallen wollen. Liebe schnürt den Magen zu, Abnehmen ohne Verzicht, sozusagen! ;-) Die Belohnung ist der Mensch, das Objekt der Begierde, der Sex mit ihm. Aber Verliebtheit kommt nicht per Knopfdruck. So ist die Suche nach guten Gründen, die den Verzicht aufs Essen motivieren, schwierig. Soweit zur Willenskraft!

Es gibt aber auch weitere Gründe, warum wir nicht sofort und freiwillig auf den Zug des Abnehmens aufspringen. Die Dauerentzündung im Körper, die das Fettgewebe verursacht, hat möglicherweise auch das Gehirn und einige seiner Funktionen verändert. Es geht nicht »nur« um schlechtes Gedächtnis und beeinträchtigte Neurogenese. In einem Experiment aus dem Team des berühmten Belohnungsforschers Antoine Bechara wurden 52 Teilenehmer auf Diät gesetzt. Wie auch im normalen Leben schafft es im Experiment auch nicht jeder, die Diät einzuhalten. Die Wissenschafter stellten bei den Diätabbrechern fest, dass sie empfindlicher auf Belohnung reagierten, als jene, die es durch die Diät schafften. Also waren sie eher anfällig, der Versuchung nachzugehen. Diese Überempfindlichkeit auf einen Belohnungsreiz lässt den Willen leicht schwinden, sofortigen Genuss einer künftigen Belohnung wie dem Idealgewicht, einer besseren Gesundheit oder Gehirnleistung zu opfern[22].

Ein weiteres Thema in diesem Zusammenhang ist die **Aufnahmefähigkeit für Dopamin** im Gehirn der Betroffenen. An der New Yorker Columbia University wurden bei übergewichtigen Probandinnen weniger Andockstellen für den Glücksbotenstoff Dopamin gefunden als bei normalgewichtigen. So mussten erstere eine höhere Menge an Nahrung zu sich nehmen, damit sie zur Belohnung kamen[23]. Eine weitere Studie zeigt den Zusammenhang zwischen der Dichte der Rezeptoren und dem BMI: Je höher das Gewicht, umso geringer die Anzahl der Andockstellen[24]. Während ich schreibe, denke ich daran, wie meine Mutter genüsslich ihre Cantuccini in den Tee tunkte und ich sie – mit einem einzigen Cantuccino in der Hand – mit strafenden Blicken torpedierte. Sie würde mir meine damalige Ignoranz gewiss verzeihen. Mir bleibt das schlechte Gewissen.

Wie kommt es zu einer Reduzierung der Andockstellen für Dopamin? Innerhalb einer Generation kann es sich um eine

überaktiv wird, sondern auch die Mandelkerne, die Sitze der Emotion. In der Folge ist Belohnung durch Essen eine emotionale Angelegenheit, die man mit Verstand und logischen Argumenten nicht zu widerlegen schafft. Dass ein zweites Stück Torte, wenn man gerade eines gegessen hat, nicht notwendig ist, greift nicht. Ich habe ein Faible für Schaumrollen, allerdings nur für jene einer bestimmten Konditorei im Salzkammergut, 50 Kilometer von meinem Wohnort entfernt. Diese Schaumrollen sind der Inbegriff des Genusses für mich: Der Teig duftet nach Butter, ist knusprig, zartblättrig und stets frisch aus dem Backofen. Die Füllung aus aufgeschlagenem Eiklar und Zucker ist fest und cremig. Ich beiße vorsichtig hinein, genieße den Schaum, der für meinen Geschmack – im Vergleich zum Blätterteig – die Hauptrolle spielen muss. Gezählte vier Bisse brauche ich: Dann ist die Schaumrolle weg. Ich feuchte mir den Zeigefinger an und hole mir von dem Teller oder der Papiertüte die letzten Krümel. Aber die Lust bleibt. Und nicht selten kaufe ich mir eine zweite, weil sie so gut ist, zu gut! Die zweite ist absolut nicht notwendig, die Lust darauf aber zu groß, um zu verzichten. Denken Sie nach, wann Sie das letzte Mal eine unvernünftige Entscheidung in punkto Essen getroffen haben. Möglicherweise sind Sie – so wie ich auch oft – der Lust darauf verfallen. Vielleicht hatten Sie nicht einmal wirklich Hunger, aber Sie wollten es einfach.

Warum können wir nicht in Maßen genießen? Wieso können wir uns nicht zurückhalten? Die zweite Komponente im Modell von Bechara betrifft die (inhibitorische) **Kontrolle über unsere Handlungen.** Eine Region hinter der Stirn steuert sie. Tritt eine Funktionsstörung an dieser Stelle ein, werden die Konsequenzen von Entscheidungen nicht adäquat berechnet. Also man weiß in etwa, wie viele Kalorien das Dessert enthält und ja, man weiß auch, dass sie sich auf die Hüften oder auf den Bauch legen, ja, aber es wird dieses eine Mal wohl nicht

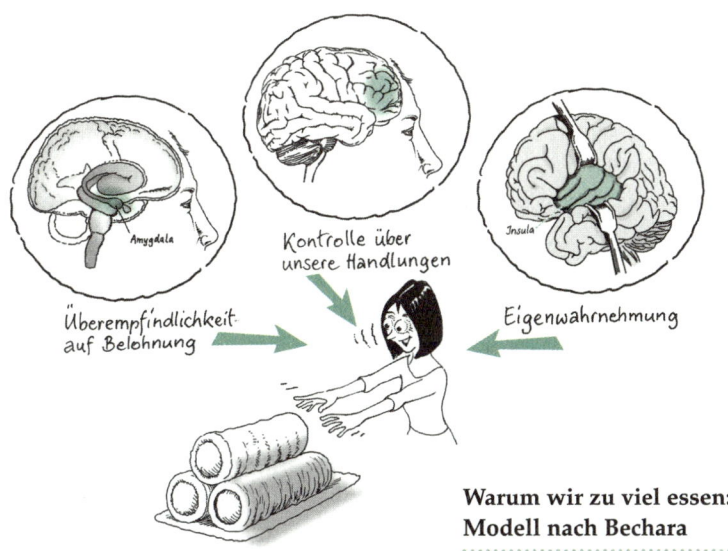

Amygdala

Kontrolle über
unsere Handlungen

Insula

Überempfindlichkeit
auf Belohnung

Eigenwahrnehmung

**Warum wir zu viel essen:
Modell nach Bechara**

so schlimm sein, und man gibt sich der Versuchung hin. Dass kein Verzicht möglicherweise schwerwiegende Krankheiten auslösen kann, ist in diesem einen Augenblick, in dem wir am Höhepunkt des Genusses stehen, egal. Die dritte Komponente des Modells betrifft die **Eigenwahrnehmung.** Sie hat mit einer veränderten Funktion der **Insel** (auch »Insula« genannt) zu tun, jener Gehirnregion, die Geschmack verarbeitet, aber auch Ekelreaktionen hervorruft. Die Eigenwahrnehmung soll mir sagen, dass eine Schaumrolle genug ist, weil ich noch vom Mittagessen satt bin. Aber mein Drang ist nach mehr, obwohl mich schon der Magen drückt. Dieses Mehr wird befriedigt und schafft den Belohnungseffekt[26], auf den mein Gehirn die ganze Zeit hinarbeitet. Nochmals meine Frage: Wo bleibt die Willenskraft?

Es gibt kaum ein Verhalten, das nicht an die folgenden Generationen weitergegeben wird. Die Gene sind unbarmherzig, auch jene, die in der Steuerung des Essensverhaltens eine Rolle spielen. Bei einer Mäusestudie[27] wurden drei Generationen untersucht. Die Mäuseoma musste die Westdiät fressen. Sie wurde fettleibig, bekam Diabetes und zeigte Entzugserscheinungen, wenn man ihr Futter verwehrte. Ihre Söhne – aber nicht die Töchter – gaben all diese Merkmale genetisch weiter, sodass die Mäuseenkel so wurden wie die Oma, ohne Westdiät allerdings! Die Veränderung in den Enkelgehirnen war aber anderer Art als in der ersten Generation. Das **Striatum,** eine der Regionen, die Dopamin produziert, schüttete weniger Botenstoff aus als bei den Zeitgenossen, deren Großmutter keine Westdiät gefressen hatte. Interessanterweise waren aber die Dopaminrezeptoren – statt weniger – zahlreicher geworden. Mit anderen Worten: Man kann gar nicht so viel Dopamin selbst produzieren, wie die Rezeptoren »wollen«. Die natürliche Entwicklung einer solchen Gehirnveränderung ist Suchtverhalten. Klar, dass all das mit der sogenannten »Willenskraft« nichts zu tun hat: Als ob es so einfach wäre, veränderte Prozesse, sogar veränderte Gehirnstrukturen durch den eigenen Willen zu steuern. Wäre es so einfach wie beim Willen, das Auto zu waschen oder die Hemden zu bügeln, hätte niemand Probleme mit Übergewicht, jeder könnte nach Belieben die Reißleine ziehen.

Stress macht dick

Manche meiner Arbeitstage sind sehr lang: Ich sitze acht Stunden auf der Uni und halte danach einen Abendvortrag. Ich liebe das Publikum, weil es sehr interessiert und aufmerksam ist. Aber nach einem Arbeitstag vor 200 Menschen zu stehen, verlangt Ressourcen. So komme ich manchmal nach 14 Stunden Abwesenheit wieder nach Hause, hungrig. Und der Sinn steht mir nicht nach einem gesunden Snack, nach einer Tomate oder einem Apfel. Meine »Gelüste« richten sich auf Herzhaftes wie Würstel oder Gorgonzola mit Mascarpone-Brot, dazu ein Glas Wein, danach noch ein Stück Schokolade, nein, mindestens zwei, dann vielleicht eine Handvoll Pinienkerne. Auch ich weiß, dass um diese Zeit kein Essen mehr »notwendig« und ein Kräutertee besser wäre als ein Glas Wein. Ich schaffe es aber nicht, ich denke, ich muss »runterkommen«, Hunger habe ich auch! In meiner Vorstellung kann ich nach einem solchen Tag nicht aufs Essen verzichten!

Viele beklagen Stress im Beruf. Meistens ist er psychosozialer Art, also Konflikte unter Kollegen oder mit Vorgesetzten. Oft resultiert der Stress aber auch aus zu viel Arbeit, zu vielen Stunden im Einsatz, endlosen Fahrten mit Stau in die Arbeit und zu wenig Regeneration. Menschen, die Stress haben, können auch zunehmen. Warum ist das so? Im Nervengewebe haben wir spezielle Botenstoffe, sogenannte Peptide, circa 100 mit unterschiedlichen Funktionen. So wird das Hungergefühl vom **Neuropeptid Y** gesteuert, welches auch die Darmbewegung beeinflusst und für Stressbewältigung und Angst zuständig ist[28]. Neuropeptid Y lässt uns Hunger empfinden. Sind wir satt, ist der Hunger weg. Damit dies geschieht, muss Neuro-

131

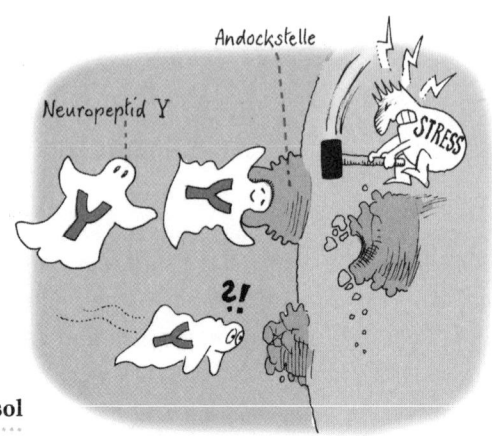

Andockstellen für Neuropeptid Y und Auswirkung von Cortisol

peptid Y aufgenommen werden, wir müssen also ausreichend Andockstellen haben, die ihn »verschlucken«. Stress baut solche Andockstellen ab. Sind wenige Rezeptoren vorhanden, bleiben Botenstoff sowie Hungergefühl, und man isst weiter. Das ist möglicherweise eine evolutionäre Reaktion auf Gefahren[28]. Interessant ist auch, dass Stresshormon Cortisol und Neuropeptid Y gemeinsam ansteigen. Um erfolgreich gegen den Feind zu kämpfen, brauchen wir Kraft. Die Kraft kommt aus der Nahrung. Ist mehr Gefahr da, nehmen wir mehr Nahrung auf. Das hat ein Experiment mit amerikanischen Soldaten gezeigt, die an einem Überlebenstraining teilnahmen[29]: Während der Stressphasen und bis 24 Stunden später korrelierte der Anstieg von Cortisol mit dem von Neuropeptid Y. Es macht Sinn, selbst wenn wir keinem Säbelzahntiger begegnen und es nicht um das Überleben geht. Auch in unserem Alltag verstecken sich viele Mammuts! ;-)

Stress kann uns sogar als Babys zusetzen, wenn wir nicht liebevoll umsorgt werden. Füttern ist nicht genug. Säugetiere brauchen liebevolle Zuwendung mit viel Körperkontakt. Eine Studie an Mäusen hat gezeigt, dass **intensive mütterliche Pflege** im Babyalter – bei den Nagern handelt es sich um die ersten drei Lebenswochen – die Anzahl der Andockstellen für Neuropeptid Y in den Mandelkernen erhöht. In dieser Region findet die Verarbeitung von Emotionen statt. So sind liebevoll umsorgte Tiere als Erwachsene stressresistenter, weniger ängstlich als ihre Zeitgenossen und sie hören auf zu essen, wenn sie satt sind. Neuropeptid Y wird in zahlreichen Regionen des Gehirns und des Darms ausgeschüttet. Bei **chronischem Stress** – ob in der Kindheit oder im Erwachsenenalter – sind die Mandelkerne in ständiger Alarmbereitschaft. Als Nebeneffekt verstärken auch sie die Produktion der Appetitmoleküle. Durch den stressbedingten Abbau von Rezeptoren, wird Neuropeptid Y nicht mehr gut aufgenommen. Es bleibt länger im Umlauf und der Hunger wird dadurch nicht gestillt. Dazu noch: Ist kalorienreiche Nahrung verfügbar, wird die Produktion von Neuropeptid Y extra angekurbelt[30]!

In diesem ohnehin komplexen Geschehen kommt noch **Insulin** ins Spiel. Es wird von der Bauchspeicheldrüse zur Senkung des Blutzuckerspiegels ausgeschüttet, welcher steigt, wenn wir Kohlenhydrate und Zucker essen. Insulin macht es möglich, dass der Zucker vom Blut abgezogen wird, um in der Leber und den Muskeln abgespeichert zu werden. So kann es als Reserve für körperliche Anstrengung dienen. Auch aus diesem Grund – wenn wir Ausdauersport betreiben – nehmen wir ein paar Tage vor Wettkämpfen Kohlenhydrate zu uns, damit die Muskelspeicher aufgefüllt sind. Auch als Sättigungshormon bezeichnet, sendet Insulin Signale an die Mandelkerne, den Sitz der Emotion. Daher spüren wir dieses gute Gefühl, wenn wir essen. Und wenn uns andere Menschen nicht mögen, gehen wir zum Kühlschrank und reparieren emotionale Schrammen mit Gaumenfreuden.

Ich denke gerade an jene Tage, wenn ich mit meinem Mountainbike unterwegs bin und knackige Anstiege in den Bergen fahre. Manchmal geht es auch drei oder sogar vier

Stunden dahin, Meter für Meter, Kehre um Kehre auf Forst-
straßen und durch unwegsames Gelände, bis sich mit dem
Hunger auch eine Art schlechter Laune einstellt, die von der
Anstrengung rührt. Erreiche ich die Alm, esse ich eine zünftige
Jause oder einen Kaiserschmarren, ist meine Welt wieder in
Ordnung, ich bin glücklich und zufrieden. So schickt Insulin
nicht nur an die Mandelkerne, sondern auch an den Hypo-
thalamus das Signal »Schluss mit Essen!«, und das Gefühl der
Sattheit macht sich breit. Ich radle dann entspannt den Berg
hinunter, mit neuer Kraft in den Beinen und einem guten
Gefühl in mir. Anders kommt es aber im Alltag. Manchmal
habe ich bereits gegessen und habe dennoch Lust auf etwas
G'schmackiges, ob sauer oder süß, Oliven, ein Stück Parmesan
oder Kuchen oder beides zusammen? Habe ich nichts im
Kühlschrank, löffle ich aus dem Honig- und nicht selten auch
aus dem Erdnussmusglas, nur einen Löffel, dann doch drei,
hmm... süß und dann sauer, dann wieder süß? Ich will gar
nicht wissen, wie viele sinnlose Kalorien ich manchmal aufgrund von Stress zu mir nehme. Warum ist das so?

Obwohl Insulin seine Botschaft schickt, wird sie bei Stress
von den Mandelkernen und vom Hypothalamus ignoriert,

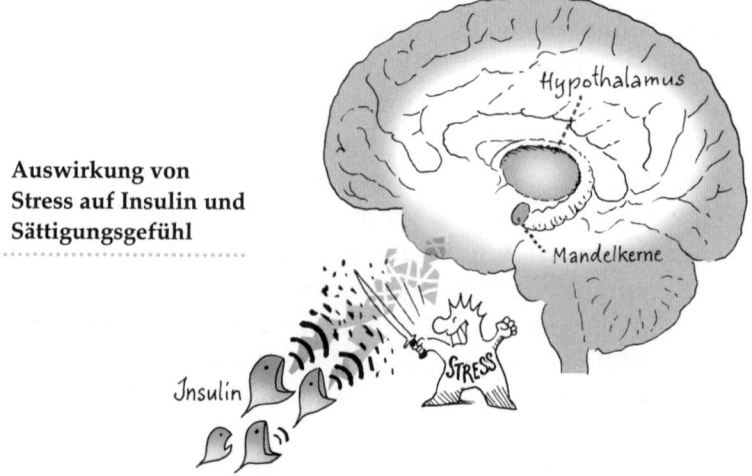

**Auswirkung von
Stress auf Insulin und
Sättigungsgefühl**

und der Hunger bleibt. Viele tückische Prozesse sind im Gang, die uns oft am Verzicht hindern und die Disziplin boykottieren. Von Willenskraft kann wohl keine Rede sein. Und **Stressvermeidung** ist eine der Schranken gegen das Übergewicht, die es aufzurichten gilt.

Natürlich bin ich auch selbst betroffen, wenn ich über diese Themen nachdenke. Wir sitzen alle im gleichen Boot, denn unser Alltag ist meistens stressig. Vieles können wir uns nicht aussuchen, weder den Job, noch die großen Herausforderungen des Alltags: Ob es ein Partner ist, ein Nachbar, ein Kollege, ein Kunde, die Bank mit der Kreditrückzahlung, die Bedrohung durch Arbeitslosigkeit. Wie kriegen wir den Heißhunger weg, wenn wir diese Herausforderungen nur mit großer Mühe oder gar nicht meistern? Erinnern Sie sich an **Oxytocin,** das Kuschelhormon? Ich habe im ersten Kapitel davon berichtet, wie wichtig es für die Bindung von Mutter und Kind während des Stillens und in der liebevollen Interaktion zwischen Kindern und Erwachsenen ist. Nun kann diese Substanz in unterschiedlichen Gehirnregionen aufgenommen werden, die Andockstellen für sie haben. Darunter sind der Hypothalamus, der Hunger reguliert, Teile des Belohnungsnetzwerkes und die Mandelkerne, Sitz der Emotion. Oxytocin wird bei Körperkontakt und nach sexueller Befriedigung ausgeschüttet. Ist der Botenstoff im Umlauf, beeinflusst er emotionale Prozesse positiv, die Stress und Frust verursachen. Gleichzeitig hemmt er Prozesse der Belohnung, die mit Nahrungsaufnahme zu tun haben, und zuletzt führt Oxytocin dazu, dass der Hypothalamus das Signal für Sättigung aussendet, ohne gegessen zu haben[31]! Fazit des Tages? Umarmen Sie Ihre Lieben, wenn Sie am Abend nach Hause kommen, statt zum Kühlschrank zu gehen! ;-)

adaptive Veränderung handeln, also um eine Anpassung des Systems Gehirn an eine ständige Stimulierung. Dies ist auch der Fall bei Drogen: Konsumiert man sie regelmäßig, verändert sich die Architektur der Rezeptoren an der Synapse. Andockstellen werden abgebaut, um eine Dauererregung zu vermeiden. So konsumieren die Betroffenen im Lauf der Zeit mehr Substanz, um zur »gewohnten« Intensität der Belohnung zu kommen. Allerdings ist nicht nur eine Generation betroffen: Die Veränderungen im Belohnungsnetzwerk werden auch genetisch weitergegeben. Es ist dadurch wahrscheinlich, dass die nächste Generation noch höhere Mengen belohnungsbringendes Essen braucht, um Genuss zu empfinden. Wo bleibt die Willenskraft?

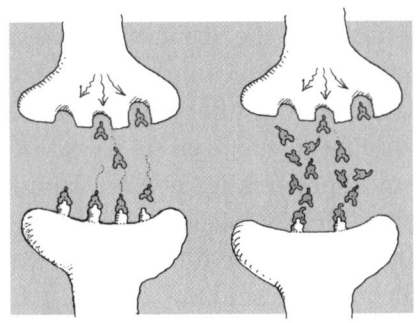

Veränderungen der Rezeptoren an der Synapse

weniger Andockstellen

Man wagt es eigentlich kaum auszusprechen, aber die Botschaft lautet: Essen kann sich wie eine Droge auswirken. Daher helfen Vernunftargumente selten, wenn die große »Lust«, das Begehren, auf English *craving*, da ist. Die Arbeitsgruppe um Antoine Bechara hat eine **Modellerklärung**[25] entwickelt, um zu verdeutlichen, warum wir übermäßig viel essen, selbst wenn uns bewusst ist, dass es uns schadet. Die erste Komponente erkennen die Wissenschafter in der **Überempfindlichkeit auf Belohnung.** Sie betrifft nicht nur das dopaminproduzierende Striatum, welches auf Reize, die mit Essen zu tun haben,

Bewegung und Fettgewebe:
Schubumkehr der Motoren über Signalstoffe

Auch in meiner Familie sind und waren einige Menschen übergewichtig – meine Schwester, meine Mutter und meine Tante. Da hilft keine mediterrane Diät, wie von vielen propagiert: Auch Italiener essen hochkalorisch und einfach zu oft. Zum Frühstück ein Croissant und Latte Macchiato in der Konditorei, Mittagessen mit Pasta, Hauptgang und Obst, Abendessen detto, vielleicht statt der Pasta eine Suppe. Es ist zu viel, wenn man sich nicht bewegt. Meine Mutter hat ihr ganzes Leben das Beste von allem eingekauft und mit großer Liebe zubereitet, so abwechslungsreich, wie ich es nur von ihr kenne. Und ihr Gewicht stieg stetig, nachdem sie aufgehört hatte zu rauchen. Sie machte keine Bewegung, gerade das Einkaufen, nicht einmal lange Spaziergänge. Sie klagte auch immer über Rückenprobleme, die sie an Bewegung hindern würden. Heute weiß ich, dass sie mit Bewegung viele ihrer Probleme hätte lösen können.

Die Wissenschaft macht Menschen das Leben nicht leicht. Bei manchen Problemen, wie Übergewicht, lautet die unbarmherzige Nachricht, dass sie komplex sind und es keine einfachen Lösungen oder schnelle Rezepte gibt. So ist es aber klar, dass manche Zeitschrift nicht ernst zu nehmen ist, die alle paar Wochen eine neue Diät ausruft und ihren Leserinnen nahelegt, es reiche, Lebensmittel in geringen Mengen abzuwiegen und eine monatelange Kalorienreduktion durchzuhalten. Als ob es nur darum ginge! Die Gewichtsregulierung ist ein sehr komplexes Problem. Es lässt sich mit einem Einheitsrezept, in dem die gleichen Lebensmittel für alle gut sein sollen – zum Beispiel fettarmes oder proteinreiches Essen – nicht lösen. Viele scheitern daran und verfallen immer mehr in die Gewichtszunahme. Man weiß schon lange, dass auch **Bewegungsmangel** Entzündungen im Körper auslöst, welche ihrerseits Krankheiten einen Nährboden bieten. Nun ist Bewegung nicht nur der Ofen, in dem die Kalorien verbrannt werden. Bewegung wirkt sich im Entzündungsgeschehen systemisch aus und verändert die Antwort von Netzwerken im Gehirn, die Hunger, Nahrungsaufnahme und Gewichtsanstieg beeinflussen. Bis in die 1990er-Jahre hinein ahnte man nicht, dass Muskeln als Ausscheidungsorgan angesehen werden können, so ähnlich wie Drüsen. Diese Entdeckung ereignete sich am berühmten *Center of Inflammation and Metabolism* in Kopenhagen. Das Team um Bente Klarlund Petersen fand in kontrahierten Muskeln Signalstoffe, die sie im Jahr 2003 **Myokine** taufte: *Mys* steht für Muskel und *kínēsis* für Bewegung. Es gibt einige Hunderte Myokine mit verschiedenen Bezeichnungen, die ihre präzise Funktion widerspiegeln. Lediglich ein Teil davon ist bisher beforscht. Myokine senden Botschaften an Organe und Immunsystem und beeinflussen somit Entzündungsprozesse.

Die Leiterin des Kopenhagener Zentrums ist die unbestrittene Expertin in diesem Bereich. Sie untersucht seit über 20 Jahren die entzündungshemmenden Auswirkungen von Bewegung auf unseren Körper. So haben die Wissenschafterin und ihre Mitarbeiter entdeckt, dass Myokine eine komplexe Kommunikation zwischen Gehirn, Knochen, Leber, Fettgewebe und Mikrobiom unterhalten[32]! Bewegen wir uns ausreichend, weisen Myokine zum Beispiel dafür zuständige Zellen an, neue Gefäße zu bauen oder Knochen und Haut[33] zu bilden. Eine schöne Haut ist also nicht nur einer gesunden Ernährung zu verdanken, sondern auch diesen Signalstoffen, die bei Bewegung ausgeschüttet werden und nicht durch teure Cremen. Auch dem Gehirn erweisen Myokine einen extrem wichtigen

Dienst: Sie regen die Ausschüttung von Nervenwachstumsfaktoren an. Hat das Gehirn ausreichend »Dünger«, vernetzen sich die Neurone besser, und die Neurogenese wird angeregt. So stärken Myokine unser Gehirn, nicht nur, indem sie kognitive Funktionen unterstützen, wie ein besseres Gedächtnis und die räumliche Navigation: Sie schützen auch vor Demenz. Krankheiten entstehen erst dann, wenn die Grundlage zum gesunden Organ entzogen wird, wenn das Organ sozusagen »schwächelt«.

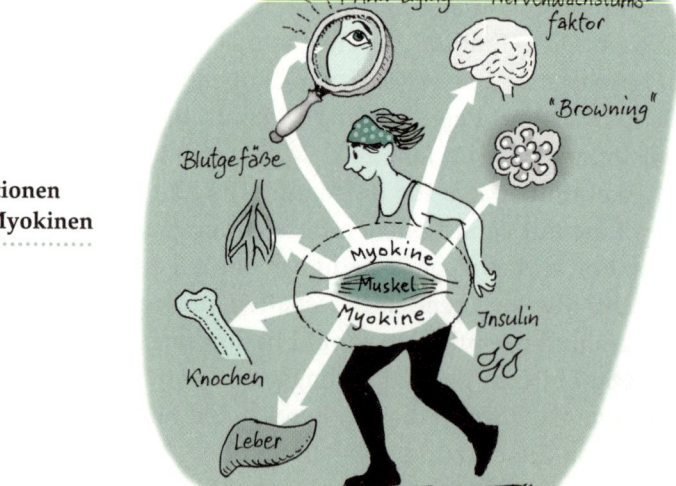

Funktionen von Myokinen

Von besonderem Interesse für uns ist allerdings, wie Myokine sich auf das Abnehmen auswirken: Sie können den Appetit zügeln. Fettleibige Mäuse, die immer zu viel des Guten zu sich nahmen, bekamen eine Spritze mit einer hohen Konzentration an **IL-6** (Interleukin 6), einer besonderen Art Myokine, die erst nach langer Körperanstrengung – ab 6 Stunden – ausgeschieden wird. Darauf sank die Aufnahme von Futter deutlich[34]. Dieses Resultat erklärt, was man im Sport häufig beobachten kann: Nach längerer Aktivität, wie zum Beispiel einem Marathon oder einer Langdistanz auf dem Fahrrad, bei der man viele Stunden am Sattel sitzt, kommt der große Hunger erst mit Verzögerung, also nach einer gewissen Zeit, nachdem man die Aktivität beendet hat.

Nicht nur Muskeln sind ein **Ausscheidungsorgan:** Auch Fett ist ein solches. Im Jahr 1987 veröffentlichte die renommierte Fachzeitschrift *Science* einen Artikel über die Entdeckung von **Adipsin,** einem Signalstoff aus der Familie der Adipokine[35]. Im Lauf der Jahre wurde auch die Unterscheidung zwischen **weißem** und **braunem Fett** wichtig: Das erste speichert Wasser und Fett als Reserve, es isoliert vor Kälte und polstert gewisse Körperbereiche ab, wie Wangen, Gesäß, Augenhöhlen und Fußsohlen. Das braune Fett hingegen, welches wir hauptsächlich bei der Geburt am Hals und auf der Brust haben, produziert Körperwärme (Thermogenese). Säugetiere, die in den Winterschlaf gehen wie Weißbären oder Igel, bauen in den nahrungsreichen Sommermonaten eine dicke Braunspeckschicht auf, die ihnen in der kalten Jahreszeit die Körperwärme erhält. Gut zu wissen, dass nur weißes Fett Adipsin ausscheidet, welches in vielen entzündlichen Prozessen involviert

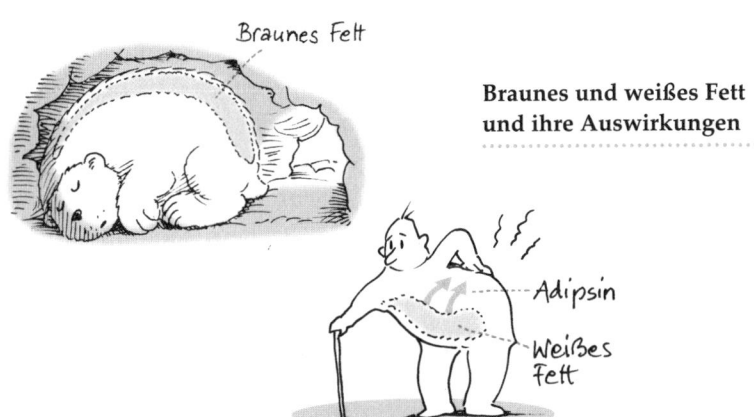

Braunes Fett

Braunes und weißes Fett und ihre Auswirkungen

Adipsin

Weißes Fett

ist[36], wie zum Beispiel bei Rückenschmerzen[37] und Arthrose[37]. Manchmal frage ich mich, ob es bei meiner Mutter das Übergewicht war, welches auf die Wirbelsäule drückte und die Rückenschmerzen verursachte, oder das weiße Fett mit seinem Adipsin. Vielleicht waren es beide zusammen.

Bei schwer übergewichtigen Menschen erzeugt weißes Fett ein weiteres Adipokin, das die Verwandlung von weißem in braunes Fett verhindert[38]. Dieses verfluchte **weiße Fett** ist wirklich der Grund vielen Übels, deswegen muss es weg. Die Möglichkeit dazu haben wir durch adäquate Ernährung und durch Bewegung. Letztere kann über die Wirkung von Myokinen weißes Fett in braunes verwandeln[39, 40]. Diesen Prozess bezeichnet man in der Fachsprache als *browning*, zu Deutsch **Bräunung:** Findet sie statt, reduziert sich das Entzündungspotential des schwindenden Fetts. In diesem Geschehen zeigt Bewegung somit epigenetische Wirkung[40]: In der Bräunung wird die Struktur des weißen Fetts verändert. Bewegung greift also in genetische Programme ein. Sie ist für unseren Körper ein natürlicher Regulations- und Reparaturmechanismus: Allein regelmäßiges Spazierengehen reicht für unsere körperliche, geistige und kognitive Gesundheit aus.

Die Erkenntnis, dass Muskeln und Fettgewebe nicht nur einfach da, sondern »aktive« Ausscheidungsorgane sind, die über Myokine ihre Auswirkung regulieren, ist eine neue Sichtweise. So werden viele von Ihnen nach dem Lesen dieses Buchs nicht nur motiviert sein, gesund zu essen, sondern auch Bewegung zu machen, ja, für die Figur, aber vor allem für die Gesundheit Ihres gesamten Körpers, zu dem auch Ihr Gehirn zählt. Dabei ist Vorsicht statt Übereifer geboten: Zu intensive Bewegung, welcher unser Körper noch nicht gewachsen ist, bewirkt wiederum Entzündungen! Kein Wunder, dass Menschen, die erst in ihren Vierzigern mit Triathlon beginnen, auch jede Menge Wehwehchen entwickeln, die sie vorher nicht hatten.

Ja, die Überbelastung schafft Entzündung. Jeder, der Bewegung als Medizin einsetzen möchte, soll seinen Körper langsam heranführen. Nur mit regelmäßiger **moderater Bewegung** erreicht man dieses Ziel[41]. So wird eine Kombination von aerobem Ausdauer- und Krafttraining als dafür geeignet angesehen[42]. Es macht Sinn, jeden Tag die berühmten 10.000 Schritte und zweimal in der Woche ins Fitnessstudio zu gehen und dort die Muskeln ihre entzündungshemmende Arbeit verrichten zu lassen. Wieviel Bewegung, ist von Person zu Person verschieden: Sie hängt von ihrem Alter, ihren physischen Voraussetzungen, dem Gesundheitszustand usw. ab[43]. Eine einzige Regel kann man befolgen, und die ist sehr einfach: Bewegung soll regelmäßig stattfinden und ohne zu schnaufen (aerob), idealerweise täglich, mit leichter Steigerung über die Zeit.

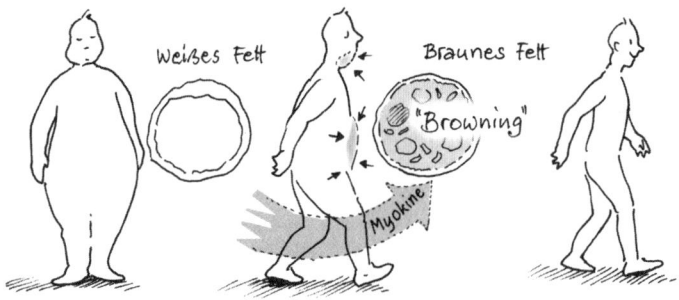

Auswirkungen von Bewegung auf das *Browning* von weißem Fett

Bewegung und Mikrobiom

Im März 2020 war ich in Toronto, kurz vor dem Lock-Down, um dort eine Konferenz zu besuchen. Da sie kurzfristig abgesagt wurde, musste ich eineinhalb Tag auf meinen Rückflug warten. Auf der Suche nach Ahornsirup landete ich in der Reformabteilung eines Supermarktes. Gleich mehrere Regale waren dort dem Thema Darm gewidmet: Abführmittel für Klein und Groß, Medikamente gegen Reizdarm, Prä- und Probiotika. Ich hätte einen ganzen Tag »studieren« können. All das, weil es dem Mikrobiom vieler Kanadier nicht gut geht. In Europa ist es wahrscheinlich nicht anders, dank der Westdiät und dem Bewegungsmangel.

Zahlreiche Faktoren beeinflussen die Zusammensetzung des Mikrobioms: das Fruchtwasser, das wir im Mutterleib schlucken, die Art der Geburt, die Ernährung in den ersten Lebensmonaten, ob Mutter- oder Pulvermilch, aber auch der Kontakt zu Umweltbakterien und Giften, die Einnahme von Antibiotika und ja, das Essen mit den darin enthaltenen Fettsäuren, Milchbakterien und den Ballaststoffen. Bewegung kommt hinzu. Es gibt nicht die »guten« oder die »schlechten« Bakterien: Ihre ideale Zusammensetzung ist ein Akt der Balance, des Zusammenlebens im Gleichgewicht. Je artenreicher unser Mikrobiom ist, umso besser funktioniert das Ökosystem in unserem Bauch. Und Bewegung?

Was wir schon wussten: Moderate Bewegung erhöht die Darmbeweglichkeit und somit werden Krankheitserreger, die der Darmschleimhaut mit entzündlichen Prozessen zusetzen würden, schnell durchgeschleust[44]. Ein Übersichtsartikel aus dem Jahr 2019 fasst über 100 Studien zusammen und kommt zum Schluss, dass sportliche Tiere – Mäuse und andere Nager –, aber auch Menschen jeden Alters über mehr Artenvielfalt im Mikrobiom verfügen, als Zeitgenossen, die sich wenig oder gar nicht bewegen[45]. Will man aber mehr wissen, verliert man sich in einem Urwald der Information. Welches Bakterium für welchen Prozess unentbehrlich ist, kann man namentlich zwar eruieren, aber sein Leben hängt wiederum von zahllosen anderen Lebewesen ab, die ihm Signale geben oder ein Enzym produzieren, das es zum Überleben braucht. Kurzum ist es aussichtslos, Prozesse identifizieren zu wollen, die Bewegung für das Mikrobiom anregt, und auch jene Lebewesen namentlich zu nennen, die von Bewegung gestärkt werden.

Belegt ist, dass bei Menschen, die sich bewegen, der **Milchsäurespiegel** im Darm ansteigt. Kang und seine Kollegen fanden heraus, dass das mit einer größerer Zahl an Milchsäurebakterien zu tun hat[46]. Sie machen die Darmschleimhaut gegen Krankheitskeime widerstandsfähig und unterstützen das Wachstum von **Schlauchpilzen** (Coccidioides)[47]: Auch sie schützen die Darmwände. Bewegung hemmt im Allgemeinen die Aktivität von Zytokinen, darunter die uns bekannte **IL-6** (Interleukin 6), die im Darm Entzündungen auslösen und von **IL-4** (Interleukin 4), dessen Aufgabe es ist, das Wachstum von Immunzellen zu unterdrücken[42]. Dies ist möglicherweise der Grund, warum manche Darmbewohner sich dank der Bewegung erholen. Auch solche, die während der Entzündung ein trauriges Dasein fristen, finden ohne entzündungsfördernde Zytokine bessere Bedingungen für ihr Wachstum.

Warum aber ausgerechnet die Milchbakterien besser wachsen und andere Darmbewohner durch Bewegung weniger werden, weiß man noch nicht. Alles in allem ist die Forschungslandschaft derzeit noch widersprüchlich, wie ein Übersichts-

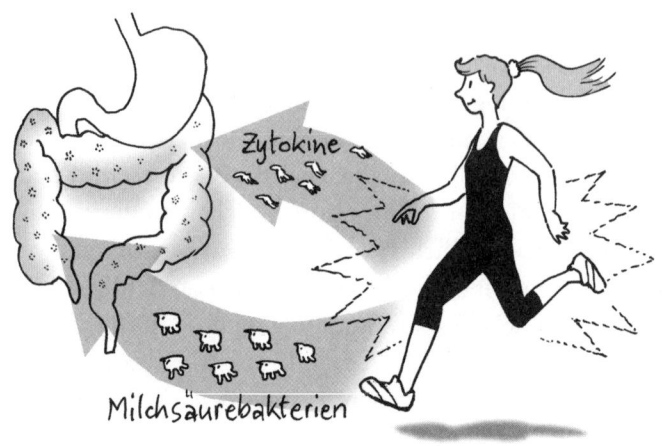

**Zusammenhang zwischen Bewegung,
Milchsäurebakterien und Zytokinen**

artikel aus dem Januar 2020 unterstreicht[48]. Die Autoren weisen darauf hin, dass die meisten Studien gar nicht miteinander vergleichbar sind. Sowohl in Tier- als auch in Menschenexperimenten sind zu viele Faktoren vorhanden, die Versuchsgruppen inhomogen machen: Nahrung, Alter, Art und Intensität der Bewegung, Genetik und vor allem bei den Menschen ein unterschiedliches Ausgangsmikrobiom. Im Gegensatz zu Labortieren ist unseres sehr bunt, und es ist schwer zu eruieren, worauf seine Veränderungen zurückzuführen sind, wenn wir uns bewegen.

Sicher ist, dass ein Darm, dessen Mikrobiom im Ungleichgewicht ist, sich schlechter gegen Krankheiten wehren kann. Zum Beispiel kann sich die Durchlässigkeit seiner Wand erhöhen. In einem Experiment mit Mäusen, die an Kolitis – einer starken Entzündung des Darms – litten[49], zwangen die Wissenschafter die Hälfte der Tierprobanden dazu, in ein Laufrad zu steigen und sich starker körperlicher Anstrengung auszuset-

144

zen. Die andere Hälfte durfte darin spazieren gehen, wann immer die Tiere wollten und in einer Geschwindigkeit, die sie selbst bestimmten. Diese zweite Art der Bewegung brachte Verbesserungen in der Symptomatik der Erkrankung – also ging die Entzündung zurück und die Anzahl der Darmbewohner erhöhte sich. Moderate Bewegung hatte dem Darm der Tiere und somit auch ihrem Gehirn geholfen! Fazit: Ab sofort gehen wir konsequent 10.000 Schritte am Tag, in zügigem Tempo, bei jedem Wetter. Unser Gehirn freut sich bestimmt!

4

Essen, meine Medizin im Alter

Das alternde Gehirn

Meine Großmutter schaffte es, ohne jemals krank geworden zu sein, bis zu ihrem 85. Lebensjahr. Sie war eine Bergbäuerin, ursprünglich aus Venetien, die fast ausschließlich Gemüse, Obst und Fleisch aus Eigenproduktion aß. Alles bio, ein Leben lang. Eine ihrer Spezialitäten war polenta e merluzzo, *Maisbrei mit Kabeljau. Dabei handelt es sich um den sogenannten »Stockfisch«, den getrockneten und gesalzenen norwegischen Kabeljau, den venezianische Seefahrer als Hochseeproviant viele Jahrhunderte aufs Schiff mitnahmen. Den Fisch kaufte Oma Irene als eingeweichte Filets. Sie lagen im Wasser, in einer hellblauen Plastikwanne auf einem Holzstuhl am Eingang des Tante-Emma-Ladens. Abgetropft und in braunes Papier gewickelt, nahm Oma Irene den Kabeljau mit nach Hause. Dann in Butter, Zwiebel, Knoblauch und Petersilie kurz angebraten, mit Milch übergossen, ein paar schwarze Oliven dazu, verkochte sie ihn, bis die Sauce sämig und würzig wurde und die langweilige Polenta schmackhaft begleitete.*

Schauen wir uns in den Spiegel, sehen wir unser Alter an der Haut. Sie verliert an Spannkraft, die Falten kommen. Im Schädel verborgen, entzieht sich das Gehirn hingegen unserem Blick. Wir machen uns nie Gedanken darüber, wie es ihm geht, solange es halbwegs funktioniert. Erst dann, wenn das Gedächtnis oder die Konzentration nachlassen, das Autofahren anstrengend wird, weiß man, dass auch unsere Kommandozentrale altert. An sich ist es normal, wir sind ja auch nicht für die Ewigkeit gebaut. Aber es ist besorgniserregend, wenn wir etwas versprechen und komplett darauf vergessen oder uns

Namen nur noch nach einigen Wiederholungen merken. Was passiert nun im Gehirn?

Alterungsprozesse fangen bereits unmerklich in der Jugend an. Mit circa 20 Jahren beginnt der Hippocampus, der Sitz unseres Kurzzeitgedächtnisses, zu schrumpfen und das ungefähr um ein Prozent pro Jahr. Rechnen Sie bereits, um wieviel Ihre Hippocampi kleiner geworden sind? Tja, es ist bitter, wenn man mit 40 die ersten Auswirkungen spürt, beim Erlernen von Vokabeln einer Fremdsprache oder von Inhalten einer Fortbildung. Man erinnert sich an die Schulzeit und weiß, was eine zwanzigprozentige Schrumpfung des Hippocampus ausmacht. Zur Beruhigung: Das ist eine natürliche, **altersbedingte Veränderung.** Sie macht uns kognitiv weniger leistungsfähig, aber auch mit 85 kann man mit Willenskraft und größerem Zeitaufwand noch Fremdsprachen lernen und selbstständig in der Welt herumreisen. Also gehören altersbedingte Veränderungen zum natürlichen Lebenszyklus des Gehirns und betreffen jeden von uns, einmal früher, einmal später, auch abhängig davon, ob wir unser Gehirn durch Lernen und geistige Anstrengung, vernünftiges Essen und mit Bewegung auf Trab gehalten haben.

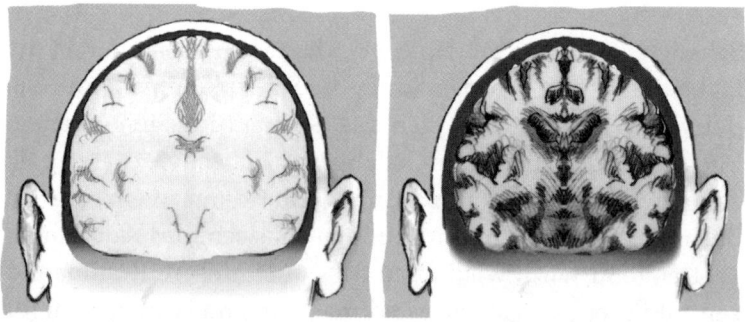

Junges Gehirn, gealtertes Gehirn

Anders kommt es, wenn die Veränderungen **pathologisch** sind – aus dem Altgriechischen *páthos*, Krankheit und *lógos*, Lehre. Diese führen – oft in einer relativ kurzen Zeitspanne – zu einem massiven Abbau unserer kognitiven Fähigkeiten, oftmals auch zu psychischen Erkrankungen und letztendlich zum Verlust unseres selbstständigen Lebens. Die pathologischen Veränderungen betreffen nicht jeden von uns. So kann man altern und altersübliche Erscheinungen haben, man muss aber nicht dement sein. Die Trennlinie zwischen einem alten und einem kranken Gehirn ist aber oft fließend. Wenn das Organ durch den Alterungsprozess an Widerstandskraft verloren hat, kann es Erkrankungen nicht mehr erfolgreich abwehren.

Über das alternde Gehirn könnte man unzählige Bücher verfassen. Für uns, in diesem Zusammenhang, reicht es, ein paar Prozesse zu beschreiben. Einer, innerhalb der Neurone selbst, betrifft die **Mitochondrien.** Als kleine bohnenförmige Strukturen verwandeln sie Nährstoffe in den Zellenkraftstoff **Adenosintriphosphat.** Damit werden Neurone versorgt und Netzwerke gebildet. Durch ihre dauernde Aktivität sind aber die Mitochondrien, wie ein Motor in einem Auto, das ununterbrochen läuft, von Verschleiß bedroht. Sauerstoff und gesättigte Fettsäuren, die im fetten Essen enthalten sind, belasten sie zusätzlich[1]. Und so wie das Auto, wenn man es jahrzehntelang pausenlos gefahren hat, funktionieren sie nicht mehr einwandfrei. Sie schaffen es nicht, den Kraftstoff, den das Gehirn braucht, in ausreichender Menge zu liefern. Die gedrosselte Energiezufuhr hat Konsequenzen: Die Arborisierung der Neurone, also Dendriten und Synapsen, wird mit der Zeit schwächer. Die Netzwerke des Wissens und des Könnens bilden sich zurück, das Gehirn nimmt mit der Zeit an Masse ab. Allmählich treten kognitive Beeinträchtigungen zu Tage[2].

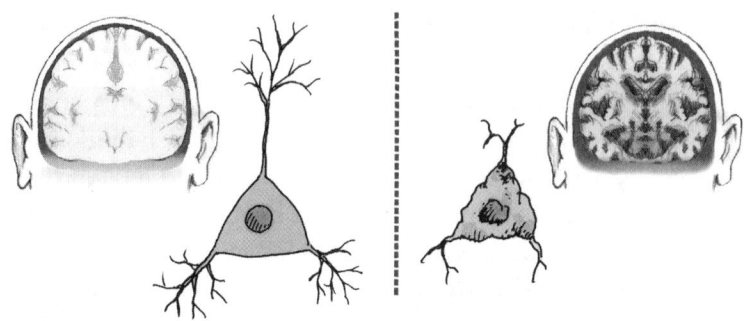

**Schrumpfung des Gehirns und Arborisierung
in jungen Jahren und im fortgeschrittenen Alter**

Der Verlust von Zellen und ihren Verbindungen geht mit einer Schrumpfung der gesamten Gehirnmasse einher. Zum einen wird die Gehirnrinde – unsere graue Substanz – dünner[3], und die Prozesse, die in den jeweiligen Arealen stattfinden, gestalten sich schwächer. In einer Studie kamen 106 Probanden im Alter zwischen 18 und 93 Jahren in den Kernspintomographen. Von ihren Gehirnen wurden anatomische Scans gemacht. Die Wissenschafter fanden heraus, dass die Rinde im mittleren Alter beginnt, dünn zu werden, also zwischen 40 und 50 Jahren, ohne Unterschied zwischen Männern und Frauen. Davon sind das Vorderhirn in Bereichen, die für Multitasking zuständig sind, sowie der Hippocampus am meisten betroffen. Das erklärt die Schwierigkeiten älterer Autofahrer sowie eine allgemein schwächere Gedächtnisleistung. Auffällig sind im Alter die Verlangsamung der aktiven Sprachverwendung[4] und die Schwierigkeiten in der Wortfindung[5]. Das Wort liegt einem auf der Zunge, aber man kann es nicht abrufen. Und selbst wenn das manchmal ein wenig ärgerlich ist, handelt es sich um eine »normale« Alterserscheinung.

Die Neurone bilden die graue Substanz an der Oberfläche und gewisse Kerne im Inneren des Gehirns. Der Rest unseres

Denkorgans besteht aus Gliazellen, die sich zu eigenen Netzwerken formieren. Sie versorgen die Neurone und halten sie
instand. Durch diese Masse ziehen auch die Axone, die sich
bündeln und durch das ganze Gehirn verlaufen wie Autobahnen der Informationsübertragung. Gliazellen und Axone
unterhalb der Rinde werden als **weiße Substanz** bezeichnet.
Auch sie verliert an Volumen im Alter[6]. Verschiedene Faktoren
führen dazu. Einer davon ist die **Verringerung der Blutzufuhr.**
Die Gefäße verlieren ihre Spannkraft, und viele kleine Arterien
entstehen, in denen sich das Blut »verläuft«. Als Resultat ist die
Versorgung der Gliazellen und der Axone nicht mehr so effizient wie in jungen Jahren. Wo Unterversorgung stattfindet, ist
mit der Zeit das Leben der Zellen bedroht. So verrichten die
Oligodendrozyten, eine Art Gliazellen, ihre Arbeit nicht mehr
optimal. Ihre Aufgabe ist es, sich um die Axone zu wickeln
und sie zu isolieren, die sogenannte »Myelinschicht« zu bilden,
damit das Signal, das von Neuron zu Neuron reist, möglichst
schnell übertragen wird. Auch die Myelinschicht um die Axone
wird durch die suboptimale Blutversorgung dünner. Selbst die
Oligodendrozyten kommen in die Jahre und durch den Mangel sind sie weniger aktiv. Auch diese Entwicklung spürt man
in der schwindenden Gedächtnisleistung.

Die Lage ist allgemein nicht wirklich rosig. Gut, dass wir
nicht täglich ins Gehirn schauen können, sonst würden wir möglicherweise erschrecken. Allerdings ist ein alterndes Gehirn
immer noch kein krankes Gehirn, und man kann durch den
eigenen Lebensstil in diese Prozesse eingreifen. Die Ernährung
spielt dabei eine große Rolle oder noch besser, der Verzicht auf
Ernährung! ;-)

Fasten als Jungbrunnen für unser Gehirn

Im Jahr 2019 habe ich zum ersten und letzten Mal in meinem Leben eine Woche basisch gefastet. Nachdem Freunde von den großartigen Auswirkungen – Gewichtsabnahme und vor allem von der neu errungenen Vitalität – so geschwärmt hatten, wollte ich es auch unbedingt ausprobieren. Obwohl ich frohen Mutes zu diesem Hotel kam, verging mir bereits am ersten Abend die Lust auf die Gesundheitswoche. Es roch nach Krankenhausessen, also nach Gemüsesuppe aus dem großen Topf. Auch das, was auf den Teller kam, war farb-, vor allem geschmacklos, mit einem Einheitsgeruch nach gekochten Kartoffeln. Kein Geschmack war mir vertraut. Dieses Essen flößte mir Traurigkeit ein. Wir hungerten nicht, denn wir bekamen drei Mahlzeiten am Tag, aber die Speisen beleidigten meine Sinne, waren ein Angriff auf meine Lebensfreude, auf das, wofür es sich zu leben lohnt. Am Ende dieser Woche hatte ich ein Kilo weniger, keine Kraft zum Laufen oder Radfahren, und ich fühlte mich depressiv. Für die Fastenwoche hatte ich mir Urlaub genommen, aber ich hätte Urlaub gebraucht, um wieder auf die Beine zu kommen. Bei mir stellte sich keine Vitalität, von der so viele sprechen, ein!

In meinen Vorträgen über Ernährung und Gehirn erwartet das Publikum konkrete Empfehlungen für Lebensmittel, die man ab einem gewissen Alter zu sich nehmen soll, um Alterungserscheinungen vorzubeugen. Manchmal höre ich heraus, dass man gerne mehr Walnüsse oder mehr Fisch essen möchte, zu therapeutischen Zwecken ;-) … Wenn ich sage, dass weniger mehr ist, sind die Menschen zunächst enttäuscht, aber so ist es nun einmal: Fasten wirkt sich auf das alternde Gehirn systemisch aus und zwar durch mehrere Prozesse. Sie beeinflussen seine Gesundheit positiv, somit unsere kognitiven Fähigkeiten und unsere Psyche. Warum ist nun Essensverzicht gut für das Gehirn?

Essen wir einige Stunden nichts, braucht unser Körper zunächst den Brennstoff Zucker auf. Er ist in den Muskeln und der Leber gelagert. Sind die Zuckerreserven zu Ende, greift die Energiegewinnung zum Körperfett. Kleine Partikel davon werden in sogenannte **Ketone** verwandelt. Sie ersetzen den Zucker als Brennstoff und werden von jeglichem Gewebe im Körper – von der Muskulatur bis hin zum Gehirn – als Energiequelle verwertet. Damit der Körper diesen Wechsel im Energiehaushalt – sogenannte **Ketose** vom Zucker zum Fett über die Ketone – durchführt, müssen zwischen zehn und vierzehn Stunden ohne Nahrung vergehen. Fasten führt also zu einer Umstellung des Stoffwechsels und zu einer Verwertung des gespeicherten Fetts. Bewegung beschleunigt diese Umstellung, da die Zuckerreserven in den Muskeln und der Leber schneller aufgebraucht werden. Man rechnet, dass die Ketose nach einem einstündigen Lauf circa vier statt zehn Stunden später einsetzt[7]. Denken Sie darüber nach, doch zusätzlich Bewegung zu machen? Es lohnt sich bestimmt!

In der Wildnis kommt Fasten häufig vor: Wenn Raubtiere wie Wölfe oder Füchse ihr Revier im Winter tagelang erfolglos nach Nahrung abklappern, darf ihr Gehirn nicht schwächeln.

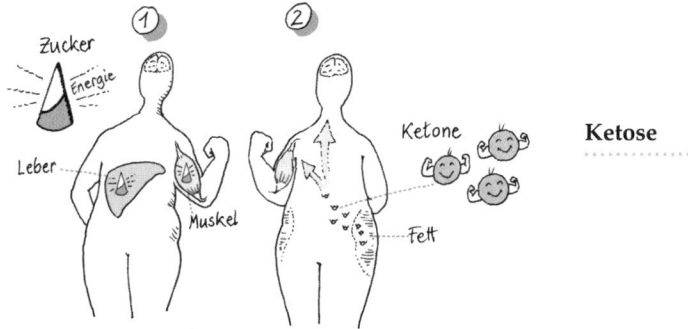

Ganz im Gegenteil: Ihre Sinne sollen geschärft werden, damit sie endlich eine Beute aufstöbern. Wären sie durch den Nahrungsmangel betüddelt, würden sie einem stärkeren Raubtier zum Opfer fallen und die Evolution nicht überleben. Im Experiment zeigen fastende Nager ein leistungsfähigeres Gedächtnis, erhöhte Aufmerksamkeit und besseres Multitasking als ihre Kollegen, die regelmäßig fressen dürfen. Nahrungsmangel führt auch zur Steigerung der körperlichen Fitness. Mäuse, die einen Monat lang jeden zweiten Tag auf das Essen verzichten mussten, wiesen eine bessere Ausdauer am Laufband auf als ihre Zeitgenossen, die täglich ihr Futter bekamen[8]. Noch Zweifel? ;-)

Unterschiedliche Rhythmen des Fastens sind bisher unter die Lupe genommen worden: So bekamen Labortiere abwechselnd einen Tag Futter und den nächsten nichts. Beim Intervallfasten durften sie Futter nur während kurzer Phasen fressen, nach einer Nahrungspause von 18 oder 20 Stunden. In Studien mit Menschen aßen die Probanden fünf Tage nach ihren Gewohnheiten, aber zwei Tage pro Woche nahmen sie nur 500 Kalorien zu sich, und das in einem eingeschränkten Zeitrahmen. Andere Zeitmodelle werden laufend getestet – zum Beispiel mit moderater Bewegung –, und man kann derzeit nicht sagen, welche Form des Fastens am besten ist: Es hängt vom Individuum, seinem Körper und seinen Zielen ab. Allerdings ist hundertprozentig nachgewiesen, dass Fasten Körper und Gehirn gut tut.

Haben Sie von Yoshinori Ōsumi, dem japanischen Zellbiologen gehört? Er bekam 2016 den Medizinnobelpreis für die Entdeckung der **Autophagie.** Das Wort stammt aus dem Altgriechischen und besteht aus *auto*, selbst und *phago*, ich esse. Die holprige Übersetzung dazu lautet »ich fresse mich selbst«. Bei diesem zellulären Mechanismus, der von Ōsumi bereits Anfang der 1990er-Jahre in der Hefe beforscht wurde, beseitigt die Zelle ihre fehlgebauten oder schlecht funktionierenden Teile selbst. Zum Opfer fallen unter anderem auch die **Organellen**. Innerhalb der Zelle besitzen sie eine eigene Membran und erfüllen spezielle Funktionen. Mitochondrien sind eine Art davon. Sie können durch Autophagie umgebaut werden. Nicht nur sie, auch nicht mehr einwandfrei funktionierende oder wegen Nichtbenutzung ausrangierte Synapsen werden neu eingerichtet. Autophagie baut um und räumt auf: So schont das Gehirn seine Ressourcen[9]. Auch Eiweißteile, die durch den Gehirnstoffwechsel als »Gehirnabfall« auf seiner Oberfläche liegen bleiben, werden durch Autophagie beseitigt. Passiert das nicht ausreichend, können solche Ablagerungen die Entstehung von Krankheiten wie Alzheimer fördern[10]. So ist Autophagie

Synapsen

Achtung!

Umbau

Mitochondrien

Autophagie

ein Mechanismus zur Instandhaltung unserer Zellen, welcher ihre Effizienz erhöht. In jungen Jahren funktioniert er einwandfrei, aber im fortgeschrittenen Alter verlangsamt er, so wie auch andere Prozesse im Körper. **Kalorienreduktion** und Fasten kurbeln die Autophagie an.

Bereits in den 1940er-Jahren hatte man an Nagern beobachtet, dass weniger Futter sich auf die Lebensdauer und die Krankheitsanfälligkeit der Tiere positiv auswirkt[11, 12]. Diabetes, Krebs und Bluthochdruck waren verzögert oder traten gar nicht auf[13]. Allerdings kamen die Wissenschafter nicht überein, ob sich diese Resultate auf Menschen übertragen ließen. So startete im Jahr 1989 eine Arbeitsgruppe an der Universität Wisconsin ein Experiment mit Rhesusaffen, unseren nächsten Verwandten. Diese Primaten können maximal 40 Jahre alt werden. Zur Zoonahrung gehören Früchte und Gemüse, aber auch zuckerhaltige Lebensmittel wie industriell erzeugte Fruchtsäfte. In Gefangenschaft sind diese Primaten von Zivilisationskrankheiten gefährdet: Diabetes II, Herz-Kreislauf-Erkrankungen und Darmkrebs. Sie müssen sich ja auch wie der Mensch ernähren. Die 60 **Affen von Wisconsin**[14] – so werden sie in der Forschungsszene genannt – wurden in zwei Gruppen unterteilt. Die Hälfte von ihnen lebte um 30 Prozent kalorienreduziert, unfreiwillig natürlich. Sie bekamen nur weniger Futter und kein Spezialfutter. Die andere Hälfte erfreute sich immer eines vollen Magens. Im Lauf der Jahrzehnte zeigte sich klar und deutlich: Durch Kalorienreduktion lebten die Affen länger, starben weniger häufig an den oben genannten Krankheiten. Vor allem schrumpfte ihr Gehirn in gewissen Regionen bedeutend weniger, und zwar in jenen, die Gedächtnis und kognitiven Kontrolle (Multitasking) steuern. Der Artikel, der diese Resultate in der hochangesehenen Fachzeitschrift *Science* dokumentiert[15], betont, dass die Kalorienreduktion keine Mangelernährung war. Das ist eine Überlegung wert, denn Mangelerscheinungen stellen sich bei vielen Diäten oder drastisch getroffenen Maßnahmen ein. Bei Kalorienreduktion mit unbedachtem Kostwechsel bleibt die Lust nach etwas und früher oder später, stürzt man sich auf Lebensmittel, die den entstandenen Mangel kompensieren. So ist es sinnvoll, dass Kalorienreduktion im Rahmen einer ausgewogenen Ernährung vorgenommen wird.

Ein weiterer Grund, warum Fasten sich positiv auf das Gehirn auswirkt, hat mit den **Mitochondrien** zu tun. Wenn sie ständig arbeiten, erholen sie sich nicht vom oxidativen Stress[2]. Legt man eine Fastenphase ein, wird die Zelle danach besser versorgt und kann längere Zeit ohne Mangel funktionieren. Darüber hinaus kommen die Neurone während des Fastens in einen ressourcenschonenden Modus, in dem das Zellenwachstum gehemmt wird. So ist im Allgemeinen die Nahrungsknapp-

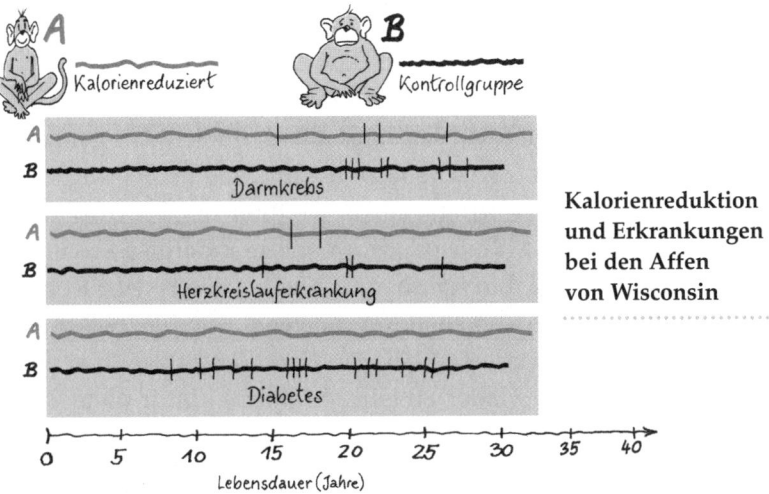

A Kalorienreduziert   B Kontrollgruppe

A
B
Darmkrebs

A
B
Herzkreislauferkrankung

A
B
Diabetes

Lebensdauer (Jahre)

Kalorienreduktion
und Erkrankungen
bei den Affen
von Wisconsin

heit für die Zelle positiv. Beginnt die Nahrungszufuhr erneut, wird wieder Eiweiß produziert, und die Neurone vernetzen sich neu untereinander. Alles in allem erhöht Fasten die Stressresilienz der Neurone.

Fasten stimuliert auch die **Ausschüttung vom Nervenwachstumsfaktor**[16], jener Substanz, die Neurone und ihre Verbindungen stärkt. Sinngemäß spielt es eine enorme Rolle für Lernen und Gedächtnis, aber auch für die Neurogenese, also die Entstehung neuer Stammzellen im Hippocampus[17]. Das sind einige der Mechanismen, warum sich Menschen während und nach dem Fasten so wohl fühlen, vor Energie strotzen und im Kopf wacher sind. Warum hat das Basenfasten bei mir nicht funktioniert? Schwer zu sagen: Es kann mit meinem Stoffwechsel zu tun haben. Ich vermute, dass in den Speisen einfach zu viele Kohlenhydrate waren und mein Körper durch das fehlende Bewegungsprogramm mit den wenigen Kalorien gut ausgekommen ist. Möglicherweise bin ich gar nicht in die Ketose gekommen. Jeder Körper ist anders, und so funktionieren Einheitsdiäten und Programme nicht gleich gut für jeden. Meine erfolgreichste Art des Fastens mache ich im Winter beim Ski-fahren. Ich esse in der Früh ein paar Löffel Birchermüsli, ein weich gekochtes Ei und vielleicht ein bisschen Hartkäse mit einer dünnen Scheibe Vollkornbrot. Dann bin ich den ganzen Tag auf den Skiern. Zwischendurch trinke ich heißen Ingwer-tee. Ans Essen denke ich gar nicht, weil mir der Sport so viel Spaß macht. In der Mittagspause, wenn die anderen essen und die Pisten leer sind, bin ich sogar schneller unterwegs: Keine Zeit zu essen! ;-) So vergehen um die zehn Stunden zwischen Frühstück und Abendessen bei ständiger Bewegung. Erst am Abend komme ich wieder zu einer Mahlzeit, dafür ohne Ent-behrungen. So gehe ich zufrieden ins Bett. Mir persönlich ist es wichtig, auf Geschmack nicht zu verzichten, auf jene Spei-sen, die mir Freude im Leben bereiten. Wenig und geschmack-los frustriert mich.

Auf meinen Vorträgen rechne ich mit dem Publikum aus, was Kalorienreduktion für uns bedeutet, zum Beispiel eine dreißigprozentige Reduktion wie bei den Affen von Wisconsin. Die meisten verkünden den Verzicht auf Naschereien jeder Art und vor allem auf Süßigkeiten. Für mich bedeutet das, ein Drit-tel weniger zu essen, also auf ein Drittel der Mahlzeiten zu verzichten. Zugegebenermaßen fällt mir die Vorstellung schwer, denn Essen ist für mich ein Ausdruck von Lebensfreude. Durch den Sport setzt die Ketose bei mir möglicherweise früher ein. Ich muss also keine 14 Stunden abwarten. Allein der Gedanke des Verzichts bereitet mir Unbehagen. Aber ob es mir gefällt oder nicht, ich werde mich an die Idee gewöhnen müssen, denn mein größtes Gespenst ist die Degeneration meines Ge-hirns. Dagegen kämpfe ich bereits seit 15 Jahren mit viel Bewe-gung an. Mit Kalorienreduktion wäre der Kampf noch effizien-ter. Also ist der Plan zwar nicht erfreulich, aber eine Erhöhung des Demenzrisikos ist für mich keine Alternative. Was meinen Sie dazu?

Ich faste nicht für meine Figur, ich faste für mein Gehirn

Kürzlich habe ich alte Fotos geordnet und darunter eines meiner Mutter gefunden, auf dem Deck einer Fähre in der Meerenge von Messina. Sie war 70. Ich denke, dass sie zu jenem Zeitpunkt um die 90 Kilo bei einer Körpergröße von 1,60 Meter auf die Waage brachte. Nachdem sie mit dem Rauchen aufgehört hatte, schmeckte ihr das Essen einfach zu gut. Jedes Mal, wenn ich sie in jenen Jahren besuchte, saß ich in der Küche, als sie unsere Mahlzeiten zubereitete. Sie kostete immer wieder, naschte zwischendurch ein Stück Obst, das letzte Stückchen Parmesan, das sich nicht reiben ließ... Alles in allem hatte Mamma bereits gegessen, bevor wir uns zu Tisch setzten. Sie aß aber trotzdem noch einmal. Mit 71 Jahren ging sie von uns, ohne Anzeichen geistigen Abbaus. Ihr Glück im Unglück: Sie hatte erst circa zehn Jahre davor begonnen zuzunehmen. Möglicherweise hatte das Fettgewebe ihrem Gehirn noch nicht maßgeblich zugesetzt.

Seit vielen Jahren beobachte ich die Forschung im Bereich Übergewicht und Gehirn, auch deswegen, weil das Max-Planck-Institut Leipzig eigene Arbeitsgruppen ins Leben gerufen hat. Sie untersuchen die Auswirkungen von Fettgewebe auf das Gehirn. Eine dieser Gruppen widmet sich dem Gehirn alternder Menschen mit Übergewicht. Unter der Leitung von Veronica Witte haben die Leipziger Wissenschafter eine aufsehenerregende Studie durchgeführt, in der das sogenannte **Ruhemodus-netzwerk** bei über 700 gesunden 60- bis 80-Jährigen mit einem BMI von 27,6 unter die Lupe genommen wurde. Dieses große Netzwerk verknüpft sehr viele Gehirnareale miteinander und

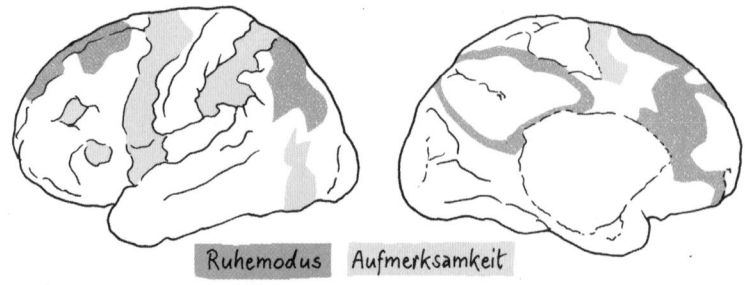

Ruhemodus Aufmerksamkeit

Ruhemodus- und Aufmerksamkeitsnetzwerke

stellt den Grundbetriebsmodus des Gehirns dar, wenn wir wach sind, aber aktiv nichts tun. Wir schlafen nicht, wir lesen aber auch nicht oder konzentrieren uns auf eine bestimmte Aufgabe. Wir lassen sozusagen die Gedanken dahinziehen und sind darin vertieft. Während ich dieses Buch schreibe, gibt es immer wieder Momente, in denen ich in den Bildschirm starre. Im Hintergrund laufen unbewusst viele Überlegungen ab, die nicht unbedingt etwas mit dem Inhalt des Buchs zu tun haben. Manchmal erinnere ich mich, dass ich jemandem versprochen habe anzurufen, oder dass ich eine Rechnung noch nicht bezahlt habe. Das sind Augenblicke, in denen mein Gehirn im Ruhemodus ist: Ich denke nicht bewusst an Telefonate oder Zahlungen. Läutet das Telefon, schaltet sich mein Gehirn vom Ruhemodus auf Aktivität und das **Aufmerksamkeitsnetzwerk** kommt zum Einsatz. Ich schaue auf das Telefondisplay, höre die Stimme des Anrufers, interagiere mit ihm und setze eine Folgehandlung, zum Beispiel eine E-Mail schreiben.

Aufmerksamkeit und Ruhemodus wechseln sich ab, den ganzen Tag, in unterschiedlichen Zeitabfolgen, immer und immer wieder, wenn wir nicht schlafen. In einer Studie von Veronica Witte stellten die Wissenschafter fest, dass bei übergewichtigen Probanden (zwischen 60 und 80) die verschiedenen Regionen des Ruhemodusnetzwerks weniger effizient zusammenarbeiten als bei Probanden, die kein Übergewicht aufweisen. Das bedeutet im praktischen Leben, dass die kognitiven Fähigkeiten der untersuchten Personen einem schleichenden Abbau unterzogen werden. Auch einen unmittelbaren Zusammenhang konnten die Leipziger Wissenschafter zwischen Übergewicht und Multitasking finden[18], welches nicht so effizient war wie bei normalgewichtigen Probanden. Die schlechte Nachricht zu dieser Studie: Ist das Ruhemodusnetzwerk weniger effizient, steigt das Risiko, an Alzheimer zu erkranken[19, 20].

Viele ältere Menschen, die in meine Vorträge kommen, fragen besorgt, ob bei ihnen das Fasten noch sinnvoll ist, weil sie bereits merken, dass ihr Gedächtnis schwächelt. Natürlich, es ist nie zu spät! Eine Studie hat die Auswirkung einer **dreimonatigen Kalorienreduktion** auf das Gedächtnis von 50 Erwachsenen untersucht[21], mit einem Durchschnittalter von 60,5 Jahren und mit einem BMI von 28. Die Probanden wurden in drei Ernährungsgruppen unterteilt: Die erste bekam eine Kalorienreduktion um 30 Prozent – so wie die Affen von Wisconsin – die zweite erhöhte den Anteil an ungesättigten Fettsäuren um 20 Prozent bei gleichbleibender Kalorienanzahl. Die dritte Gruppe behielt ihre Essgewohnheiten bei. Zu Beginn des Experiments wurde das verbale Gedächtnis getestet, also wie viele Wörter hintereinander sich Versuchspersonen merken konnten. Dem gleichen Test wurden sie nach dreimonatiger Ernährungsumstellung erneut unterzogen. Jene Probanden, die ihren Gürtel um 30 Prozent weniger Kalorien enger geschnallt hatten, schnitten beim Gedächtnistest bedeutend besser ab als die anderen zwei Gruppen. Sie steigerten sich in ihren Leistungen im Vergleich zum ersten Test sogar um 20 Prozent! Interessant ist, dass die Gruppe mit dem erhöhten Anteil an ungesättigten Fettsäuren keine Steigerung der Gedächtnisleistung aufweisen konnte. Dies wird viele interessierte Leser enttäuschen, die meinen, man müsse mehr von den guten Lebensmitteln zu sich nehmen, um einen therapeutischen Effekt zu erzielen. Leider ist weniger mehr. Der Magen darf knurren, damit das Gehirn fit bleibt!

Nein, verlieren Sie bitte nicht Ihr Vertrauen zum Makrelensalat und den **Fischölkapseln!** Tatsächlich tun sie Ihrem alternden Gehirn gut! Das hat eine Studie mit 65 Probanden im Alter zwischen 50 und 75 belegt[22]. Sie nahmen viereinhalb Monate lang täglich entweder 2,2 Gramm Fischöl oder eine Placebokapsel zu sich. Vor der Einnahme und danach wurden sie mehreren Tests unterzogen. Jene Probanden, die das Fischöl geschluckt hatten, konnten ihre Multitasking-Fähigkeiten steigern. Auch die Mikrostruktur ihrer grauen und weißen Substanz hatte sich in mehreren Gehirnregionen verbessert. Die Nervenwachstumsfaktoren waren gestiegen, die Insulinwerte gesunken. Die praktische Devise kann also lauten: Regelmäßiges Fasten, Zufuhr von Omega-3-Fettsäuren, idealerweise in Form von frischem Fisch aus kalten Gewässern.

Es ist gnadenlos, und es wird zahllose Menschen in Zukunft betreffen, aber es ist unumgänglich: Kümmern wir uns nicht um unsere Ernährung, können wir dem Gehirn zuschauen, wie es im Alter verfällt. **Zucker** ist einer der Hauptakteure, die unserem Denkorgan zusetzen. Ein Experiment hat bei 141 Menschen mit einem Durchschnittsalter von 63,1 Jahren untersucht[23], wie sich Glukose auf das Gedächtnis auswirkt, aber auch auf das Volumen des Hippocampus. Sie alle galten als gesund, hatten keinen Diabetes und keine Anzeichen von Demenz. Bei diesen Probanden wurde der Wert vom Blutzucker und **Langzeitblutzucker** (HbA1c) gemessen und in Zusammenhang mit Gedächtnis, Volumen und Mikrostruktur des Hippocampus gebracht. Erwartungsgemäß waren niedrige Zuckerwerte mit besserem Gedächtnis assoziiert. Die Probanden lernten schneller und nachhaltiger. Vor allem beim Langzeitblutzucker fanden die Wissenschafter, dass niedrige Werte mit einer dichteren Struktur des Zellgefüges im Hippocampus einhergingen. Er war auch größer! Mit anderen Worten: Regelmäßiger Zucker-konsum schadet dem alternden Hippocampus und seinen Funktionen, also dem Kurzzeitgedächtnis. Die klare Konsequenz ist, dass der tägliche Kuchen zum Kaffee wie auch der Zucker im Kaffee möglichst oft gestrichen werden sollte. »Soll ich auf alles verzichten?«, fragte meine Mutter mit einem gewissen Unbehagen in der Stimme, als ich sie darauf aufmerksam machte, dass sie bereits ein Viertel des Kuchens so nebenbei im Stehen gegessen hatte. »Nein Mamma, du verzichtest nicht auf alles, sondern auf zu viel Kuchen!« ;-) Damals wusste ich nicht, dass der Essensverzicht auch ihrem Gehirn und nicht nur ihrer Figur gutgetan hätte. Heute sehe ich es ganz anders: Man muss sich nicht kasteien. Einmal in der Woche ist ein Stück selbstgebackener Kuchen mit guten Fetten und ein bisschen Zucker sicher keine Katastrophe. Beim Lesen fragen Sie sich wahrscheinlich, wie ich mit Verzicht umgehe. Bin ich in Bewegung, habe ich gar keine Essensgelüste. Sitze ich an einem schönen Sommertag am Schreibtisch wie heute, einem Sonntag noch dazu, denke ich viel öfter an Essen, auch an Süßes. Meine Beichte: Bisher habe ich es nicht geschafft, auf Zucker im Kaffee und Tee zu verzichten. Das wird sich spätestens ab Erscheinen dieses Buches ändern müssen! ;-)

Kennt man die beschriebenen Zusammenhänge, wird klar, dass Demenzerkrankungen kein Schicksal sind, das in Stein gemeißelt ist. Sind wir nachlässig und ernähren uns bequem – also mit vielen industriell hergestellten Lebensmitteln mit ihren versteckten Zuckern, wie etwa in Brot oder Salatdressings –, sind wir der Demenzgefahr täglich ausgesetzt. Schlimm wird es für das Gehirn, wenn unser Körper anfängt aufzugeben, wenn er zum Beispiel **Insulinresistenz** aufbaut und **Diabetes** zum Alltag wird. Leider geht Diabetes mit einer Beeinträchtigung der kognitiven Fähigkeiten einher[24]. Die Veränderungen im Gehirn sind durch bildgebende Verfahren bereits in der Kindheit »sichtbar«, im fortgeschrittenen Alter natürlich umso mehr. In der letzten Lebensphase führt Diabetes auch zu Veränderungen in den Gefäßen, daher in der Blutzufuhr des Gehirns. Dass die Blutversorgung sich auf die Struktur der grauen und der weißen Substanz auswirkt, leuchtet ein[25]. Und dass ein geschrumpftes Gehirn nichts Gutes verheißt, ist uns allen klar.

Meine Damen, wir müssen reden!

Nonna Irene hatte zu viel zu tun im Leben, um sich ihren körperlichen Zuständen zu widmen. Stallarbeit, Gemüseanbau, Hühner, Markttag ... Sie funktionierte immer wie eine verlässliche Schweizer Uhr. Ansonsten hätte alles in der kleinen Landwirtschaft gestanden, und niemand konnte ihr tatkräftig zur Seite stehen, weil in der Familie jeder mit seinem eigenen Leben beschäftigt war. So bemerkte sie angeblich so gut wie nichts von ihren Wechseljahren. Ungläubig schüttelte sie den Kopf, als meine Mutter von Hitzewallungen, Gemütsschwankungen, Schlafstörungen und Gewichtszunahme berichtete. »Einbildung, du hast zu viel Freizeit!«, meinte die Oma. Mitten im schneereichen Aostataler Winter ging meine Mamma schweißgebadet auf den Küchenbalkon und wartete ein paar Minuten bei Minusgraden, bis die innere Hitze abklang. Alles nur Einbildung?

Fast ein ganzes Frauenleben lang produzieren Eierstöcke, Follikel, Nebenniere und Gelbkörper Östrogene, also weibliche Hormone. Durch sie kann in den dafür relevanten Zyklusphasen die Gebärmutterschleimhaut durchblutet werden, der Muttermund sich öffnen, um den Spermien Zutritt zum gereiften Ei zu gewähren. Aber nicht nur das: Unzählige Prozesse im Gehirn sind mit **Estradiol,** einem Östrogen verbunden.

Es gibt Regionen unseres Gehirns, deren Funktionen durch das Hormon gesteuert werden. Aus diesem Grund sind sie besonders reich an Andockstellen. Der Hypothalamus ist eine davon: Er regelt unter anderem die Körpertemperatur bis zu den Wechseljahren und danach. Geht die Estradiolmenge stark zurück, wirkt sich das auf die Funktionen des Hypothalamus

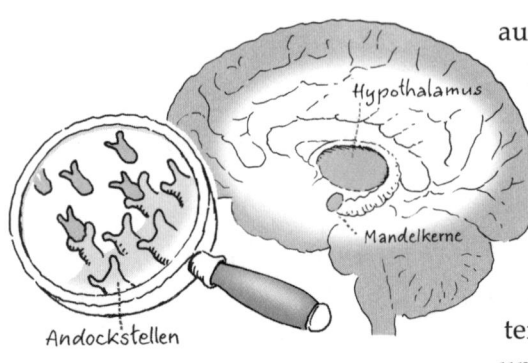

Hypothalamus

Mandelkerne

Andockstellen

Estradiol und das alternde Frauengehirn

aus. Er erhöht die Körpertemperatur selbst dann, wenn es nicht notwendig ist. So wird dieser Prozess als Hitzewallung erlebt. Der Hirnstamm, der unter anderem für Schlaf und Gewichtsregulierung zuständig ist, lässt bei einem Mangel an Estradiol Schlafstörungen und Gewichtszunahme auftreten. Manche Leserin fühlt sich bestätigt, da sie sich oft gefragt hat, woher die Schlaflosigkeit kommt. Viele Frauen ändern ihre Essgewohnheiten nicht, aber im Wechsel oder danach sind sie mit mehr Gewicht konfrontiert: Ja, das kann mit einem Estradiolmangel zu tun haben, es hängt nicht unbedingt mit der Kalorienzufuhr zusammen.

Diese Symptome betreffen Grundfunktionen des weiblichen Körpers, so ist ihr Auftreten deutlich wahrnehmbar. Allerdings beeinflusst Estradiolmangel auch psychische und kognitive Funktionen negativ, die nicht sofort als »Wechselsymptome« erkannt werden. Vielleicht haben Sie selbst bereits beobachtet, dass manche Themen in den Wechseljahren zu Problemen oder plötzlichen Bedrohungen des Alltags heranwachsen, oder dass die Stimmung gleich nach dem Aufstehen im Keller ist. Die Mandelkerne, zuständig für unsere Emotionen, haben selbst viele Rezeptoren für Estradiol. Fehlt es, wird die weibliche Stimmungslage instabil, die Reaktionen manchmal auch unpassend. Diese Veränderungen betreffen nicht nur die Psyche. Auch von Gedächtnisstörungen berichten Frauen, insbesondere vom Kurzzeitgedächtnis, auch Arbeitsgedächtnis genannt. Haben sie einen Namen gehört, ist er schon wieder vergessen. Die Abfahrtszeit des nächsten Zuges sollte man problemlos behalten, wenn man sie gerade auf der Anzeigetafel gelesen hat: 15:11 Uhr. Unterwegs zum Zug weiß man allerdings nicht mehr, ob es 11 oder 10 oder 15 ist. Auch das Erlernen neuer Inhalte wird zum Kraftakt, und die räumliche Orientierung schwächelt, sodass das Zurechtfinden in einer fremden Stadt zunehmend anstrengend sein kann. Wie oft höre ich in meinem Freundinnenkreis:»Ich merke mir nichts mehr. Gut, dass mein Mann noch alles weiß!« Nein, meine lieben Damen, so ist es nicht, es handelt sich um eine **Transitionsphase,** die es gilt, möglichst gekonnt zu überwinden. Ihren Partnern geht es meistens nicht besser, aber möglicherweise sprechen sie nicht darüber: Studien mit Männern über 40 haben gezeigt, dass sie einen kleineren Hippocampus[26] und ein schlechteres Gedächtnis[27] als Frauen im gleichen Alter hatten! ;-)

Zunächst zu einigen der Prozesse, die zu dieser temporären kognitiven Beeinträchtigung führen: Wir haben in den vorhergehenden Abschnitten die **Mitochondrien** beschrieben. Auch sie – ja, innerhalb der Neurone – haben Rezeptoren für Estradiol[28]. Das Hormon verhindert die Oxidation dieser Organellen, hält ihre Membran gesund und ihre Funktionen aufrecht. Ist das Hormon nicht in ausreichender Menge vorhanden, leiden die Mitochondrien und dadurch die Zellen unter Energieversorgungsmangel[29]. Frauen im Wechsel haben ein Problem mit dem Stoffwechsel der Hautzellen, aber auch – und dabei noch viel wichtiger – mit jenem der Gehirnzellen, ob Neuron oder Glia. Mit anderen Worten, Estradiol steuert den Energiehaushalt des weiblichen Gehirns und dadurch auch seine Grundfunktionen. Mitochondrien spielen auch im Zellwachstum, in ihrer Differenzierung sowie in der Apoptose, dem Zellselbsttod, und in Entstehung und Abbau von Synap-

sen[30] eine bedeutende Rolle. So leisten unterversorgte Gehirnzellen, die weniger wachsen und weniger vital sind, nicht nur
weniger, sie bilden den Nährboden für Neurodegeneration
und die Entstehung von Gehirnkrankheiten, unter anderem
auch von Demenz[31]. In der Tat ist das eine schlechte Nachricht
für alle Frauen, denn wir alle müssen hier durch!

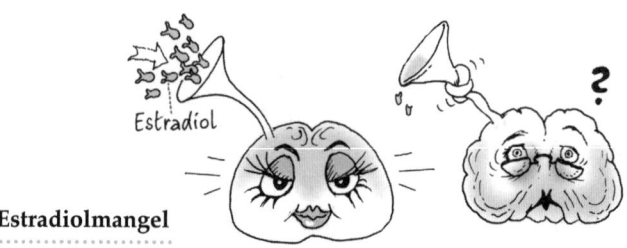

Estradiolmangel

Estradiolmangel wird auch mit Entzündungsprozessen
in Verbindung gebracht. Im Gehirn wird Entzündung durch
die Tätigkeit von Mikroglia gesteuert[32]. Sie beseitigen Erreger
aller Art, die Entzündungen verursachen und »warten« die
Blut-Hirn-Schranke, die für die Homöostase[33] – das Gleichgewicht im Gehirn, zuständig ist. Zum Gleichgewicht des
Organs gehören auch die Regulierung des Blutdrucks, des
Zuckerspiegels, seines Energieumsatzes, seiner Temperatur,
aber auch des Schlafs. Östrogenmangel trifft die Mikroglia und
verstärkt ihre Alterungsprozesse, sodass sie ihre schützende
Funktion nicht mehr ausreichend ausüben können. Gealterte
Mikroglia zeigen Veränderungen ihrer Struktur und liefern
zwei Arten von Antworten auf Signale, die von Entzündungen
oder Verletzungen des Gehirngewebes ausgehen: Entweder
reagieren sie nicht ausreichend oder sie reagieren zu stark[34]. Im
zweiten Fall greifen sie auch gesundes Gewebe an und verursachen einen Extraschaden, der noch nicht da war. Während
auch alternde Männer Veränderungen im Bereich des Hippocampus und Gedächtnisstrukturen aufweisen[35], zeigen nur

Frauen Entzündungen in weiteren Gehirnregionen wie dem präfrontalen Kortex. Ja, die Lage ist ernst! Und auch hier spielen Lebensstil und vor allem Ernährung eine sehr wichtige Rolle, die wir bewusst beachten müssen.

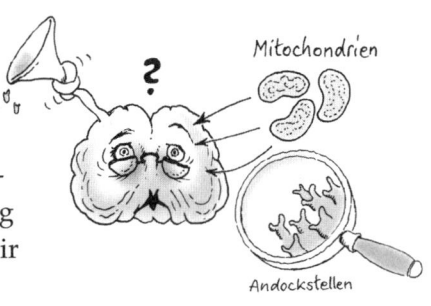

Ich weiß, Sie möchten mich am liebsten gleich anrufen und fragen, was Sie essen sollen, damit Ihr Estradiolspiegel

Estradiolmangel und Mitochondrien

nicht sinkt oder angehoben wird. Pauschaliert kann man sagen, dass die sogenannte **mediterrane Diät** die Bildung von Östrogenen, darunter Estradiol, unterstützt[36], wobei Pasta und Pizza nicht jene Zutaten sind, die dem Frauenkörper guttun. ;-) Allerdings ist die mediterrane Diät – so wie sie meine Mamma verstand – sehr zeitaufwändig, und man braucht eine Vielzahl an Zutaten, die in unseren Kühlschränken nicht immer vorhanden sind. Aber es gibt Empfehlungen von Ernährungsexperten, die sich mit dem stressigen Alltag besser verbinden lassen: Alle Arten essbarer Pflanzen, ob roh oder gekocht, Hülsenfrüchte, Kichererbsen, aber auch Sojabohnen und ihre Derivate wie Hummus und Tofu[37]. Lein[38]- und Sesamsamen, aber auch Sprossen – Alfalfa insbesondere –, Beeren, Melone, dunkle Schokolade und Vollkornprodukte wirken sich auf die Östrogenproduktion stimulierend aus.

Allerdings ist Ernährung alleine oftmals nicht ausreichend: Mehr dieser Lebensmittel zu essen, um mehr Estradiol zu bilden, wird nicht funktionieren. Ideal ist die Kombination Ernährung mit regelmäßiger **Ausdauerbewegung.** In einer Studie wurden 94 Frauen[39], die ihren Wechsel bereits hinter sich hatten, in zwei Gruppen unterteilt. Beide absolvierten zwölf Wochen lang ein Sportprogramm. Die Hälfte der Pro-

171

bandinnen ging auf einen Crosstrainer und bewegte sich, ohne zu schnaufen, circa eine halbe Stunde lang, fünf- bis sechsmal pro Woche. Die andere Hälfte musste Drei-Kilo-Gewichte heben, jeweils zehn Wiederholungen machen, bis sie außer Atem war, allerdings nur zwei bis drei Tage pro Woche. Bei Gruppe 1 war der Spiegel an Estradiol nach dem Training bedeutend angestiegen, das Körpergewicht gesunken und die Knochendichte der Teilnehmerinnen, die Osteoporose hatten, wies bessere Werte auf als vor dem Experiment. Krafttraining hatte also nicht so geholfen. Denken Sie gerade daran, sich im Fitnessstudio anzumelden? Gute Idee! Zum Nachdenken: Natürlich wird die Bewegung am Crosstrainer Kalorien abbauen, aber zusätzlich reduziert Estradiol die Neigung zur Gewichtszunahme. Das wurde in einer Studie an weiblichen Mäusen belegt, deren Eierstöcke operativ entfernt worden waren: Sie produzierten keine Östrogene mehr und hatten an Gewicht zugenommen. Durch die Verabreichung von Estradiol nahmen sie ab und interessanterweise hatten sie auch Veränderungen in ihrem Mikrobiom[40].

Noch ein letzter Grund, warum wir Frauen den Estradiolspiegel im Auge behalten sollten, um kognitiv und psychisch gesund ins Alter zu gehen. Dieses Hormon wirkt sich auf unsere **DNA** aus. Die Erbinformation, die zum Bau unseres Körpers führte und auch jeden Tag zum Nachbau oder Reparatur von Zellen dient, ist in den Chromosomen verpackt. Sie befinden sich im DNA-Doppelstrang, der in etwa wie ein Zwirn aussieht. Durch die ständige Verwendung der DNA verschleißen im Lauf der Jahrzehnte Teile davon. Sie werden allerdings auch ständig »Reparaturen« unterzogen[41]. Findet die Reparatur nicht statt, werden Zellen fehlerhaft nachgebaut. Unsere Haut zum Beispiel verliert im Lauf der Zeit an Spannkraft, und Falten bilden sich. Zusätzlich kann die UV-Strahlung, die wir von der Sonne abbekommen, die Hautbaupläne beschädigen. So wird die Haut an manchen Stellen rau, und sogar Krebs kann entstehen. Im Gehirn geht es den Zellen ähnlich: Sie müssen ständig gewartet werden, denn auch sie durchlaufen einen Abbau. Alternde Zellen, die nicht gepflegt werden, schaffen mit der Zeit den Nährboden für Demenz. Zur Reparatur der DNA, ob Haut oder Neurone, sind zahlreiche Prozesse notwendig, die zum Großteil im Schlaf stattfinden[42], aber auch das Vorhandensein von Estradiol[43].

Diese Erkenntnisse sind nicht erfreulich, und sie betreffen jede Frau, auch mich. Ich denke während des Schreibens an diesem Buch oft daran, wie meine Großmutter seinerzeit mit alledem tatsächlich umgegangen ist, ob sie wirklich nichts bemerkt hat oder ob sie sich keine Blöße geben wollte. Sie war auch unser Fels in der Brandung, klein und zart, aber stark und mit eisernem Willen, meine Nonna Irene!

Was Demenzerkrankungen
unserem Gehirn antun

Meine Eltern schieden relativ jung aus diesem Leben, mein Vater mit 63, meine Mutter mit 71. Beide hatten überhaupt keine Anzeichen kognitiver Beeinträchtigung. So kommt mir selten der Gedanke, dass ich dement werden könnte. Allerdings waren sie »relativ« jung, als sie starben, und man weiß nicht, was gewesen wäre, wenn sie länger gelebt hätten. Darüber hinaus spielen die Gene eine Nebenrolle: Demenzerkrankungen haben sehr viel mit unserem Lebensstil zu tun, und das ist gut so: Nehmen wir also bewusst Einfluss auf das Risiko. Es ist nie zu spät!

Die Auseinandersetzung mit dem Thema Demenz ist allgegenwärtig, denn die Weltbevölkerung altert, und fast jede Familie ist mittlerweile betroffen. Die Medizin hat enorme Fortschritte gemacht, wobei das Augenmerk auf die Verlängerung des Lebens gelegt wird, nicht aber auf ein gesundes Altern und den Erhalt unserer kognitiven Fähigkeiten. Das wird fatalistisch auf unsere Gene geschoben: So werden viele Menschen sehr alt, aber die letzten Jahre oder sogar Jahrzehnte leben sie in einem Dämmerzustand ohne Selbstbestimmung. So – ob es uns gefällt oder nicht – liegt die Verantwortung für ein funktionierendes Gehirn im hohen Lebensalter einzig und allein bei uns. Wenn ich von einer Pflegeversicherung höre, die wir in Österreich abschließen sollten, denke ich immer, dass ich gar nicht gepflegt werden möchte. Ich möchte ohne Demenz altern! Möchten Sie auch in diese Richtung denken? Dann folgen Sie mir, ich lasse nicht locker! ;-)

Zunächst zu einigen wenigen Begriffen, die es zu klären gilt. **Demenz** ist der Überbegriff für Erkrankungen, die unser Denken, Lernen, Fühlen, unsere Sprache, aber auch die Motorik und unsere Fähigkeit zur sozialen Interaktion beeinträchtigen beziehungsweise im fortgeschrittenen Krankheitsstadium zerstören. Man unterscheidet grundsätzlich zwei Arten von Demenz: **vaskuläre** und **degenerative.** Die erste – aus dem Lateinischen *vas*, Gefäß – betrifft den Verlust unserer geistigen Fähigkeiten aufgrund von Gefäßproblemen. Unser Gehirn wird durch ein dichtes Netz von Adern, Venen und Kapillaren mit Blut versorgt: Platzt oder verstopft ein Gefäß, sind die Auswirkungen auf die Neurone dramatisch. Durch die Unterversorgung können sie nicht mehr ordentlich funktionieren und im schlimmsten Fall sterben sie. So trägt das Gehirngewebe einen Schaden davon und kann seine Funktionen verlieren, partiell oder zur Gänze. Vielleicht haben Sie bereits die unmittelbaren Folgen von Schlaganfällen beobachtet: Sie betreffen häufig Sprache und Motorik. Patienten erleiden Sprachverlust und sind in ihrer Bewegung beeinträchtigt. Allerdings bewirkt ein Schlaganfall – abhängig davon, welche Bereiche des Gehirns von einer Unterversorgung betroffen sind – nicht nur einen lokalen Schaden. Er kann auch den Einstieg in die Demenz mit sich bringen, wenn sich das Gehirn nicht erholt und ganze Regionen ihre Arbeit nicht mehr ausreichend verrichten.

Mitte der 2000er-Jahre hospitierte ich mehrmals an der Klinik für Neurologie im Innsbrucker Landeskrankenhaus. Ich hatte damals ein zweites Doktorat über Sprachrehabilitation nach Schlaganfall in Planung. So sah ich oft Patienten in der Stroke-Unit, jener Intensivabteilung, in die man unmittelbar nach einer schweren Gehirnverletzung eingeliefert wird. Sobald es möglich war, führte ich mit den Patienten Sprachprüfungen durch, um zu testen, inwiefern der Schlaganfall ihr Sprachvermögen beeinträchtigt hatte. Manche Patienten verstanden alles, konnten aber nicht antworten: Die Diagnose lautete »Broca-Aphasie«, benannt nach jenem französischen Arzt, der im 19. Jahrhundert als erster diese Art des Sprachverlustes diagnostizierte. Andere Patienten sprachen viel, sagten aber wenig aus und verstanden mich oft nicht. Sie hatten eine »Wernicke-Aphasie«, auch nach ihrem Entdecker benannt, einem deutschen Neurologen. Er lokalisierte jene Region über dem Ohr, die für das Verstehen von Sprache zuständig ist. Die Begegnung mit Schlaganfallpatienten bereitete mir manche Stunde der Sorge. Dafür freute ich mich umso mehr, wenn sie nach einigen wenigen Monaten wieder in der Klinik auftauchten und wir uns halbwegs unterhalten konnten. Manche von ihnen traf ich allerdings auch entweder auf der Station für Neurologie oder in der Gedächtnisambulanz wieder. Der Schlaganfall hatte schwere Schäden in ihrem Gehirn hinterlassen, und die Demenz hatte eingesetzt. Aufgrund des allgegenwärtigen Leids schwor ich mir damals, auf mich zu schauen und möglichst gesund zu altern. Heute schreibe ich dieses Buch auch für alle, denen das so wichtig ist wie mir.

Degenerative Demenz ist der Überbegriff für krankhafte Veränderungen des Gehirns. Dazu zählen Alzheimer und andere Erkrankungen mit einem eigenen Krankheitsbild. Degenerative Demenz kann aber auch als Folge anderer Erkrankungen entstehen, wie zum Beispiel Epilepsie oder Syphilis. Die allseits gefürchtete Alzheimer-Krankheit, die im Jahr 2020 als häufigste degenerative Demenz mit 60 Prozent aller Erkrankungen angesehen wird, erkennt man anhand der senilen Plaques.

Es handelt sich dabei um Eiweißansammlungen. Sie bestehen aus fehlerhaft gebildetem Beta-Amyloid und Tau-Protein. Beide Eiweiß-Typen erfüllen im gesunden Gehirn wichtige Funktionen. Während Beta-Amyloid sich antibakteriell auswirkt[44], ist das Tau-Protein im Aufbau des Zellenskeletts involviert. Durch Vorgänge des Gehirnstoffwechsels können beide Eiweißsorten im fortgeschrittenen Alter auf der Oberfläche des Gehirns liegen bleiben. So entstehen die Plaques. Zu Anfang der Erkrankung sehen sie wie kleine Punkte aus. Mit der Zeit dehnen sie sich aus, werden großflächig und belegen größere Flächen der Gehirnoberfläche. Darunter liegen Milliarden von Neuronen, die sich im Lauf unseres Lebens zu Netzwerken des Wissens und Könnens, aber auch unserer Persönlichkeit und unseres sozialen Verhaltens formiert haben. Die Plaques zer-

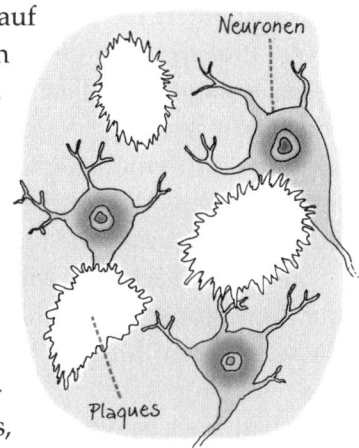

Alzheimer-Plaques, Neurone und ihre Verbindungen

stören zunächst die Verbindungen unter den Zellen, dann sterben die Zellen selbst. Mit der Zeit erfüllen ganze Gehirnareale ihre ursprünglichen Funktionen nicht mehr. Betroffene Menschen verlieren all das, was sie als eigenständige Personen ausgemacht hat: ihre Kognition, die psychische Stabilität und die Fähigkeit, sozial zu interagieren.

Wie kommt es, dass diese Proteine sich im Alter ablagern, aber in der Jugend nicht? In jungen Jahren werden sie abtransportiert! Erst seit 2012 wissen wir, dass das Gehirn eine Art Reinigungssystem hat, so wie eine Stadt die Kanalisation im Untergrund. Die Entdeckung geht auf die dänische Neurowissenschafterin Maiken Nedergaard zurück, die es **glymphatisches System** getauft hat. Die Neuschöpfung besteht aus den Worten *Glia* und *lymphatisch*. Gliazellen schmiegen sich an die Arterien an und bilden rohrähnliche Strukturen. Sie transportieren Ablagerungen und Abfallprodukte des Gehirnstoffwechsels ab, so ähnlich wie das lymphatische System Körperflüssigkeiten. Warum das glymphatische System irgendwann nicht mehr einwandfrei funktioniert, hat möglicherweise mit **Aquaporin-4**[45] zu tun. Dieses Protein ist für den Flüssigkeitsaustausch zwischen den Zellen zuständig, wird daher auch »Wasserkanal« genannt. Sehr vereinfacht gesagt, ist Aquaporin-4 weniger im Umlauf, ist das »Spülen« im glymphatischen System reduziert oder beeinträchtigt. Auch diese Alterserscheinung, so wie zahllose andere, hat an ihrer Basis Prozesse, die nicht mehr einwandfrei stattfinden.

Die gute Nachricht: Man kann das glymphatische System mit **Bewegung** anregen! In einer Studie an Mäusen[46] ließen Wissenschafter ihre mit Alzheimer gezüchteten Nager nach eigenem Gutdünken in das Laufrad steigen. Im Wasserlabyrinth hatten sie bereits massive Probleme mit dem Lernen und der Orientierung, aber sie bewegten sich noch gerne. Im Vergleich zu ihren Artgenossen, die kein Laufrad im Käfig hatten, konnten die Sportler nach sechs Wochen jede Menge Verbesserungen verzeichnen: Zum einen fanden sie sich bedeutend besser im Wasserlabyrinth zurecht, zum anderen war der glymphatische Abtransport von Beta-Amyloiden-Ablagerungen beschleunigt, möglicherweise dank des Anstiegs von Aquaporin-4,

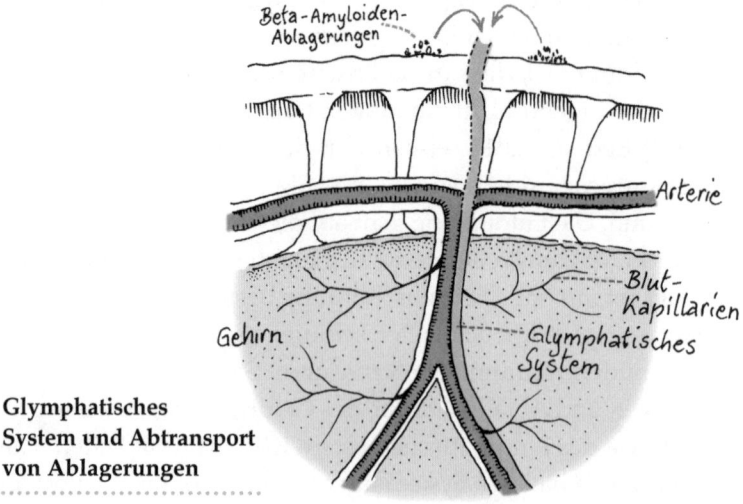

Glymphatisches System und Abtransport von Ablagerungen

so die Wissenschafter. Auch die Anzahl der Mikroglia war gesunken, die bei starker Entzündung den Neuronen und ihren Verbindungen Schäden zufügen.

Sie fragen sich bestimmt, ob es kein Nahrungsmittel gibt, das den gleichen Zweck erfüllen kann und das weniger anstrengend ist als Bewegung? Ja, das gibt es: Ein Glas Wein, aber nur eines! Grundsätzlich soll man sich immer vor Augen halten, dass Alkohol (Ethanol) dem Gehirn schadet und negative Auswirkungen auf das glymphatische System hat. Das fand ein internationales Team von Wissenschaftern bei Mäusen, die sie zu *binge drinking* – zu Deutsch Koma-Saufen – gezwungen hatten. Das geschah mittels einer Kanüle, die Ethanol direkt in den Magen der Tiere einflößte. Die Prozedur legte das glymphatische System lahm und senkte auch die Aquaporin-4-Werte. Der Grund mag auch darin liegen, dass durch die Alkoholvergiftung der Blutdruck sinkt und weniger Blut das Gehirn erreicht[47]. Im Gegensatz dazu wirkte sich eine geringe Dosis, für den Menschen ein Zehntel Wein, positiv aus: Das glymphatische System wurde im Experiment angeregt! Denken Sie vielleicht gerade, dass ein zusätzliches Glas Wein die Bewegung ersetzen kann? Keine gute Idee. Laut Wissenschaftern reicht ein bisschen mehr Ethanol schon aus, um den positiven Effekt wieder zu dämpfen. Die Auswirkung lässt sich anhand einer U-Kurve darstellen: Wenig ist sehr gut für das alternde Gehirn, ein bisschen mehr hilft nicht mehr, viel ist sehr schädlich. Also ja, ein Gläschen in Ehren hilft, aber nicht jeden Tag. Mehr schadet dem alternden glymphatischen System!

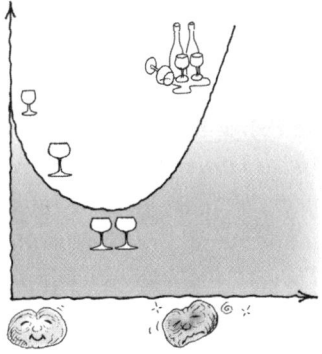

U-Kurve zur Auswirkung von Ethanol auf das Gehirn

Ich esse für mein Gehirn

Grundsätzlich bin ich ein Genussmensch: Ich liebe all das, was gut gekocht ist, und ich trinke auch Alkohol dazu. Ich bin kein Ernährungsapostel, der alles richtig macht und andere bekehren möchte. Ganz im Gegenteil: Ich habe im Lauf der Jahre schlechte Essgewohnheiten entwickelt, weil mein Leben sehr stressig ist, und ich habe mir bis vor wenigen Jahren nicht die Zeit genommen, ordentlich einzukaufen und gesund zu kochen. So habe ich sehr häufig Frankfurter (in Deutschland nennt man sie Wiener ;-) im Tiefkühler gehabt, im Supermarkt gekauft, damit es schnell geht, ja, billige Industrieware. Als ich um 22 Uhr nach einem langen Uni-Tag nach Hause fuhr, waren sie meine Rettung. Aber das Wissen, welches ich im Lauf der Jahre zum Thema Ernährung und Gehirn gesammelt habe und das in dieses Buch geflossen ist, hat mich in den letzten (wenigen) Jahren zur Vernunft ermahnt. So versuche ich, möglichst keine industriell erzeugten Produkte mehr zu essen, auch keine Industriewurst. Brot backe ich mittlerweile selbst. Ich kaufe die ungespritzten Äpfel beim kleinen Bauern, die schon mal einen Wurm haben und alle voneinander verschieden sind. Die Ausreden Stress und Arbeit gelten nicht mehr. Jetzt muss ich für mich das Demenzrisiko minimieren. Die Verantwortung liegt bei mir, nicht bei meinem Arzt oder bei der Krankenkasse, schon gar nicht beim Staat. Oft wünsche ich mir flächendeckende Informationskampagnen zum Thema Ernährung und Gehirn, damit jeder weiß, was Sache ist. Wir werden sie aber nicht bekommen, zumindest nicht in nächster Zeit. Kümmere ich mich nicht selbst um mein Gehirn, trifft mich möglicherweise das Schicksal von Millionen anderer Menschen. Nein, nicht mit mir!

Eine Frage wird mir auf Vorträgen oft gestellt: Gibt es ein Power-Food gegen Alzheimer? Die Antwort ist lapidar: Leider nicht, es gibt keine Wunderfrucht oder Pflanze, selbst wenn mancher Anbieter von Nahrungsergänzungsmitteln es gerne behauptet. Und es leuchtet ein, dass kein Essen nach Ausbrechen der Krankheit, also wenn sich die Plaques bereits gebildet haben und Neurone gestorben sind, ein Wunder bewirken kann, ebenso wenig wie Medikamente, die auch keine toten Zellen zum Leben erwecken können. Selbst wenn die Neurogenese ihre Arbeit optimal verrichtet, was im alternden Gehirn nicht der Fall ist, lässt sich ein großflächiger Kahlschlag auf der Rinde nicht reparieren. Daher haben wir eine einzige Möglichkeit: Wir können nur die Alzheimer-Risikofaktoren durch Lebensstil – ja, auch durch Ernährung – beeinflussen. Wir bedenken, dass Bluthochdruck, Übergewicht und Diabetes die Feinde unseres Gehirns sind. Sie schwächen es, indem sie oxidativen Stress und Entzündungen von Zellen verursachen, ja, auch durch den eingeschränkten Zuckerstoffwechsel (Glukosehypometabolismus)[48].

Wir brauchen einen Plan und wir fangen an, den oxidativen Stress und die Entzündung der Gehirnzellen aktiv zu verhindern. Indem wir viel frisches Obst, Gemüse und Kräuter essen, begegnen wir dieser Veränderung mit Flavonoiden, die auch schon in anderen Abschnitten dieses Buches beschrieben wurden. Hochwertige kaltgepresste Öle wie Olivenöl[49], aber auch Rotwein, Obst und Gemüse[50] helfen uns dabei. Das berühmte Ni-Hon-Sea-Project untersuchte als Langzeitstudie in den Jahren 1992 bis 2001, inwiefern sich unterschiedliche Ernährung auf die Entwicklung von Alzheimer bei Menschen japanischer Herkunft auswirkt. Dafür wurden Menschen in Japan, Hawaii und den USA verglichen. Ein Teil dieser Studie beobachtete 1.836 Amerikaner japanischen Ursprungs mit einem Durchschnittalter von 72 Jahren, die in Seattle lebten.

Sie alle hatten kein Alzheimer und wurden nach ihren Essgewohnheiten befragt. Jene Versuchsteilnehmer, die regelmäßig Frucht- und Gemüsesäfte tranken, hatten ein niedriges Risiko, Alzheimer zu entwickeln. Insbesondere Polyphenole aus Zitrusfrüchten und Äpfeln scheinen in dieser Studie eine Rolle gespielt zu haben. Sie sind in der Lage, die Blut-Hirn-Schranke zu überwinden und direkt auf die Neurone zu wirken[51]. Dabei scheint **Quercitin** eine besondere Rolle zu spielen. Es ist in vielen Zutaten unserer alltäglichen Küche enthalten, etwa in Schnittlauch, Zwiebeln, Liebstöckel und so weiter.

In dieser Studie gaben Teilnehmer auch an, **Vitaminpräparate** einzunehmen. Allerdings ließ sich kein positiver Effekt der Nahrungsergänzungsmittel beobachten. Pillenschlucken ist nicht dasselbe, wie frisches Gemüse zu essen oder den gerade gepressten Saft zu trinken. Für Gestresste wie mich ist eine Kapsel viel bequemer und ja, selbst, wenn sie teuer ist, spart sie Zeit und Gedanken. Ein Übersichtsartikel aus dem Jahr 2020[52], in dem 146 Studien zusammengefasst wurden, wirkt allerdings ernüchternd. Er erklärt, dass Polyphenole ohne die Einbettung in ihren Träger, zum Beispiel Quercitin ohne Pflanze, also außerhalb von Schnittlauch oder Liebstöckel, von unserem Körper nicht so gut aufgenommen werden. Sie wirken erst, wenn unser Mikrobiom sie verarbeiten kann. Erst dann treten die Darmbewohner durch ihre Signale Prozesse los, die Polyphenole für unsere Gehirnzellen antioxidativ und entzündungshemmend wirken lassen.

Gegen Entzündungen hilft auch **Vitamin C.** Wenn Sie in den Supermarkt gehen, lassen Sie sich aber nicht von verpackten Säften verführen, die angeben, zu hundert Prozent aus Fruchtsaft zu bestehen. Kaufen Sie Zitrusfrüchte[53], ungespritzte Zitronen, pressen Sie sie täglich ins Wasser, anstatt einen Liter aus dem Tetrapack zu konsumieren. Für Extraaroma reiben Sie auch noch die Schale hinein. Das Motto lautet »keine Industrie-

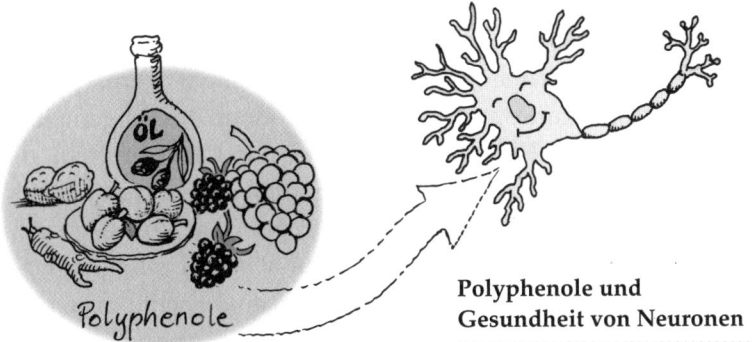

Polyphenole

Polyphenole und
Gesundheit von Neuronen

lebensmittel, alles so frisch wie möglich«! Für Vitamine des
A-Komplexes entsafte ich zum Frühstück ein paar Karotten,
einen Apfel und ein Stückchen Ingwer. Ein bisschen Zitronensaft kommt auch noch hinein. Das **Vitamin A** (Retinol und
β-Karotin) hemmt die Bildung und die Ausweitung von
β-Amyloid-Fibrillen[54]. Dabei handelt es sich um verändertes
und schädlich gewordenes β-Amyloid, das zur Plaque-Bildung
beiträgt. Vor zehn Jahren hatte ich keine Zeit, den Entsafter zu
reinigen, bevor ich ins Büro ging. Also gab es bei mir nie Karottensaft. Heute stehe ich zehn Minuten früher auf. Es geht ja um
mein Gehirn! Auch Granatäpfel mische ich im Herbst – wenn
sie wieder im Handel sind – zu den Karotten. Sie haben starke
antioxidative Eigenschaften, regen das Synapsenwachstum an
und senken die Entzündungswerte. Das hat eine internatio-
nale Gruppe von Forschern erst im Jahr 2016 entdeckt: Sie fütterten Alzheimer-Mäusen fünfzehn Monate lang täglich vier
Prozent Granatapfel mit den Futterpellets[55]. Es geht immer um
die Regelmäßigkeit der Aufnahme gewisser Lebensmittel, nie
um Rosskuren.

Die Literatur zu den einzelnen Vitaminen und ihren Auswirkungen auf das alternde Gehirn ist in den letzten Jahren
uferlos geworden, denn zahlreiche Forschungszentren befas-

sen sich mit dem Thema Ernährung und Alzheimer. Dieses Buch ist nicht als Nachschlagewerk gedacht. Eher soll es Wissen zu den Zusammenhängen vermitteln, damit wir bewusst durch Ernährung darauf Einfluss nehmen können. Im Allgemeinen geht es um eine **Kursänderung:** Weg von Lebensmitteln, die unserem Gehirn schaden und hin zu einer Kost, die sich positiv auf unsere geistige Leistungsfähigkeit und unser psychisches Wohlbefinden auswirkt. Ein Kurswechsel gelingt mit der mediterranen Diät, egal ob wir die Rezepte nachkochen oder aber auch nur die Zutaten verwenden. Wichtig ist ihre antioxidative und entzündungshemmende Wirkung[56]. Die Westdiät mit industriell verarbeiteten Lebensmitteln, gesättigten Fettsäuren, Kohlenhydraten und viel Zucker, sollen wir eher zurückdrängen. Es geht nicht darum, dass Ernährung zur Religion wird, es geht um unser Gehirn, das wir möglichst lang frei von Demenz halten wollen!

Ernährung und Gene

Anfang der 2000er-Jahre war ich längere Zeit Afrika mit dem Zelt unterwegs. Unter den afrikanischen Stämmen, die ich kennenlernen durfte, waren auch die Samburu im Norden Kenias. Schöne, große, schlanke Menschen, mit Glasperlen bunt geschmückt, begrüßten sie uns bei der Ankunft mit ihrem Tanzritual. Sie sprangen aus dem Stand in die Höhe, unzählige Male, ohne müde zu werden. Als nomadische Hirten bestand ihre Ernährung – damals zumindest – hauptsächlich aus Eiweiß. Ich sah selbst, als sie in die Halsschlagader einer Kuh stachen und Blut abzapften. Schnell rührten sie es mit Milch. Daraus wurde eine gelatinöse Masse, die sie in Stücke teilten und auf unterschiedliche Weise zubereiteten. Auch Fleisch stand naturgemäß sehr häufig auf ihrer Speisekarte. Das einzige »Gemüse« in der steppenartigen Umgebung war eine Frucht, die im Dornengebüsch wuchs. Sie sah wie eine runde Gurke mit Stacheln aus.

Der Mensch ernährt sich von dem, was seine Umgebung bietet, und ist an diese Kost angepasst[58]. Die Samburu sind nicht das einzige Volk, das bis vor wenigen Jahren hauptsächlich eiweißhaltige Lebensmittel aßen. Auch die Inuit auf Grönland jagten am Land und auf See. In ihren Wiesen fanden sie einige wenige Kräuter, Wurzeln, ein paar Beeren im Sommer und zudem gehörten Algen zu ihrem Speiseplan. Denkt man an den akuten Flavonoidmangel, fragt man sich, wie es ihren alternden Gehirnen ging.

In der evolutionären Anthropologie hat man herausgefunden, dass sich Gene an die vorhandene Nahrung anpassen können, um sie zu verwerten. So entwickelt sich aus dem ursprünglichen Gen eine weitere Version des Gens. Sie bewirkt Änderungen im Stoffwechsel, dem System in unserem Körper, der aus Nahrung Energie gewinnt. Eine dieser Veränderungen, von der man in den letzten Jahren oft spricht, betrifft die Fähigkeit, Laktose zu verdauen. Die meisten Säugetiere verlieren diese Fähigkeit nach der Entwöhnung von der Muttermilch. Dies ist auf den Rückgang des **Lactase**-Enzyms im Darm zurückzuführen, das Milchzucker spaltet[59]. Ist dieses Enzym nicht vorhanden, kann der Milchzucker vom Dünndarm nicht aufgenommen werden. In der Folge bekommt der Mensch Probleme mit der Verdauung.

Wie ist das nun bei Völkern, die in ihrer Ernährung von Milch abhängig sind? Davon gibt es gar nicht so wenige. Es sind Nomadenhirten, darunter auch zahlreiche afrikanische Stämme, aber auch Bewohner der Alpen und anderer Gebirgsregionen. Bei ihnen hat sich die Fähigkeit, Milchzucker zu verdauen auch im Erwachsenenalter als dominantes Merkmal genetisch durchgesetzt[60, 61]. So wird bei den Samburu kaum jemand eine Laktoseintoleranz haben. Auch im Aostatal, der Gebirgsregion, in der ich aufgewachsen bin, lebte man früher von der Milchwirtschaft: Die Bauern züchteten die rostbraunweißen Kühe, die nicht so viel Milch wie andere geben, aber im unwegsamen alpinen Gelände gut zurechtkommen. In der traditionellen Küche waren Milch und Käse in vielen Gerichten enthalten. Am Freitag aßen wir oft warme Polenta mit Sahne oder Käsefondue. Und unser Frühstück bestand aus heißer Milch mit Schwarzbrot und Zucker. Ich kann mich nicht erinnern, dass bei uns jemand unter einer Milchunverträglichkeit gelitten hätte. Die Fähigkeit, Milchzucker als Erwachsener zu verdauen, hat mit dem genannten **LCT-Gen** zu tun: So dürften die Aostataler und sicher auch ganz viele Bewohner weiterer alpiner Regionen über jene Version des Gens verfügen, die Laktose spalten lässt.

Auch die Verdauung von Stärke, die bereits beim Kauen im Mund beginnt, hängt von einem Enzym, der **Amylase,** ab. Es kommt im Speichel und in der Bauchspeicheldrüse vor, bei Trägern einer speziellen Variante vom Gen *AMY1*. Die Evolution hat jene Völker, die von Getreide, Wurzeln und Knollen leben mussten, damit ausgestattet. So darf man sich nicht wundern, dass man auf einer Auslandsreise gewisse lokale Gerichte nicht verträgt. Dies kann genetisch bedingt sein.

Ähnlich wie beim Stoffwechsel ist unsere Fähigkeit, **Geschmack** wahrzunehmen auch genetisch bedingt. Grundsätzlich verfügen wir über Rezeptoren, die fünf unterschiedliche Geschmacksrichtungen unterscheiden können: süß, sauer, bitter, salzig und umami. Das letzte Wort stammt aus dem Japanischen und bezeichnet jenen intensiven Geschmack einer kräftigen Fleischbrühe. Zum Beispiel ist die Fähigkeit Bittergeschmack wahrzunehmen, in Menschen geschärft, in deren Umgebungen giftige Pflanzen wachsen[62]. Auf der anderen Seite kann uns Süßes besonders leicht verführen, weil wir es anders empfinden als Menschen, bei denen ein gewisses Gen nicht »eingeschaltet« ist[63]. Und als ob dies nicht genug wäre, sind oft auch besondere Gene für unser Hungergefühl verantwortlich. Sie können den **Appetit** regulieren. Oft haben sie mit dem Klima zu tun[64]. Ist das Klima sehr rau, also die Verfügbarkeit von Lebensmitteln nur zu gewissen Zeiten im Jahr gegeben, soll der Mensch seine Reserven zu diesen Zeiten auch auffüllen und ja, Hunger verspüren, selbst wenn der Bauch bereits voll ist. Ist Nahrung immer vorhanden, braucht man nur zum Baum zu gehen und eine Frucht zu pflücken. Also ist die Notwendigkeit nicht gegeben, Reserven zu speichern.

Was will ich damit sagen? Im Jahr 2021 leben wir in einer Welt, die – genetisch gesehen – sehr bunt ist. Auch sind Gene in uns exprimiert, die auf die Vergangenheit unserer Vorfahren zurückgehen. Ich habe zum Beispiel mit Laktose kein Problem.

Pizza mag ich aber nicht besonders, weil ich sie auch nicht gut verdaue. Meine Mutter hat sie auch nie gebacken, vielleicht hat sie sie auch nicht vertragen. Hat es mit unseren Vorfahren zu tun? Seit der Entdeckung Amerikas haben Norditaliener bis zur Mitte des 20. Jahrhunderts von Mais und nicht von Weizen gelebt. Möglich, dass bei mir das Enzym Amylase nicht in ausreichender Menge produziert wird. So haben Vorlieben und Gewohnheiten auch mit unserer Genetik zu tun, denn jeder von uns ist ein genetisches Unikat. Kein Wunder, dass wir beim Einhalten gewisser Essensregeln Schwierigkeiten haben, oder das eine oder andere Lebensmittel, das gesund sein soll, nicht essen wollen, weil es uns einfach nicht schmeckt. Erst durch die Globalisierung und das unbegrenzte Nahrungsangebot in Industrieländern kommen wir mit Lebensmitteln in Berührung, die es in unseren Breitengraden noch nie gegeben hat, und an die sich unsere Gene daher nicht anpassen konnten: Papaya, Tofu, Avocado, aber auch Fleisch exotischer Tiere wie Känguru oder in letzter Zeit Insekten, die unseren Proteinbedarf in Zukunft decken sollten. Das neue Essen ist möglicherweise durch unseren Stoffwechsel, Geschmack und unseren Verdauungsapparat, inklusive des Mikrobioms, für uns nicht passend. Intoleranzen können entstehen, oder die Lebensmittel wirken sich ungünstig auf unseren Stoffwechsel aus. Die westliche Diät, die auch Regionen des Südpazifiks erreicht hat, ist wesentlich daran schuld, dass die Menschen massives Übergewicht und damit viele Krankheiten entwickeln[65], inklusive kognitiver Beeinträchtigungen. Der Weg für die Demenz ist somit bereitet. Wie sollen wir nun vorgehen? Sollen wir weiter so tun, als wäre nichts? Oder sollen wir unsere Ernährung komplett auf den Kopf – also auf das Gehirn – (um)stellen?

Im letzten Lebensabschnitt gibt es keine Zeit für Experimente, denn das alternde Gehirn hat bereits viel in der Jugend verziehen. Irgendwann sind seine Ressourcen aufgebraucht und die Krankheiten finden den richtigen Boden, um zu gedeihen. Meine Französisch-Lehrerin, Madame Olivotto, benutzte oft den lateinischen Spruch: **»Cum grano salis«**, also mit einem Körnchen Salz. Sie meinte damit, dass Vernunft walten soll.

Die Prinzipien, die ich in diesem Buch beschrieben habe, sollen keine Essensneurose auslösen, sondern uns eine Richtung in der Ernährung weisen, um bewusst unser Gehirn und jenes unserer Kinder vom Mutterleib bis ins hohe Alter gesund zu halten!

Danksagung

Obwohl ich nach dem Abitur nicht mehr lernen wollte, hat mich das Leben immer wieder zu Büchern geführt, auch zum Bücherschreiben. So sind Wissen und seine Weitergabe zum wichtigsten Teil meines Lebens geworden.

Auf diesem Weg begleiteten mich Menschen, die mich inspirierten und mir durch ihr Denken neue Horizonte eröffneten. Alle waren wichtig, aber zwei waren wegweisend: mein Doktorvater **Wolfgang Klimesch** an der Universität Salzburg und **Angela Friederici**, meine Vorgesetzte am Max-Planck-Institut für Neurowissenschaften in Leipzig.

Die Tür zu den Neurowissenschaften öffnete sich dank **Irene** und **Simon Aegerter**: Ihre Stiftung, die Cogito Foundation, verlieh mir ein mehrjähriges Post-Doc-Forschungsstipendium. Alle Publikationen, die nach 2006 entstanden sind, ob Fachartikel oder Sachbücher, auch dieses Buch, welches Sie gerade in der Hand halten, basieren großteils auf dem Wissen, das ich seitdem erworben habe. Nicht nur die finanzielle, sondern auch die liebevolle Unterstützung von Frau und Herr Aegerter während jener Jahre hat meinem

Beruf aber auch meinem Leben einen Quantensprung ermöglicht.

In den letzten zwölf Monaten durfte ich meine innere Heimat bei **Gertrude** und **Falko**, eine »bärenstarke« Unterstützung im Lockdown und der Zeit danach bei meinem **Peter** sowie tiefgehende Gespräche und eine liebevolle Begleitung bei **Claudia** finden.

Dem Leben danke ich für mein Wissen und dafür, dass sich die Wege dieser Menschen mit meinem kreuzen durften, auch für die Begegnung mit Ihnen durch die Zeilen dieses Buches, liebe Leserinnen und Leser!

Literaturverzeichnis

1 Essen und Trinken im Mutterleib und davor

1. Tau, G. Z. & Peterson, B. S. Normal development of brain circuits. *Neuropsychopharmacology* **35**, 147–168 (2010).
2. Atta, C. A. M. *et al.* Global birth prevalence of spina bifida by folic acid fortification status: A systematic review and meta-analysis. *American Journal of Public Health* **106**, e24–e34 (2016).
3. Dixon, M., Kancherla, V., Magana, T., Mulugeta, A. & Oakley, G. P. High potential for reducing folic acid-preventable spina bifida and anencephaly, and related stillbirth and child mortality, in Ethiopia. *Birth Defects Res.* **111**, 1513–1519 (2019).
4. Kancherla, V. Countries with an immediate potential for primary prevention of spina bifida and anencephaly: Mandatory fortification of wheat flour with folic acid. *Birth Defects Res.* **110**, 956–965 (2018).
5. Chiavarini, M., Naldini, G. & Fabiani, R. Maternal Folate Intake and Risk of Childhood Brain and Spinal Cord Tumors: A Systematic Review and Meta-Analysis. *Neuroepidemiology* **51**, 82–95 (2018).
6. Moreno-Garcia, M. A., Rosenblatt, D. S. & Jerome-Majewska, L. A. Vitamin B12 metabolism during pregnancy and in embryonic mouse models. *Nutrients* **5**, 3531–3550 (2013).
7. Sánchez-Hernández, D. *et al.* High vitamin A intake during pregnancy modifies dopaminergic reward system and decreases preference for sucrose in Wistar rat offspring. *J. Nutr. Biochem.* **27**, 104–111 (2016).

8. Janesick, A., Wu, S. C. & Blumberg, B. Retinoic acid signaling and neuronal differentiation. *Cellular and Molecular Life Sciences* **72**, 1559–1576 (2015).

9. Muley, P. D. *et al.* The atRA-responsive gene neuron navigator 2 functions in neurite outgrowth and axonal elongation. *Dev. Neurobiol.* **68**, 1441–1453 (2008).

10. Brown, J., Bianco, J. I., McGrath, J. J. & Eyles, D. W. 1,25-Dihydroxy-vitamin D3 induces nerve growth factor, promotes neurite outgrowth and inhibits mitosis in embryonic rat hippocampal neurons. *Neurosci. Lett.* **343**, 139–143 (2003).

11. Kesby, J. P., Eyles, D. W., Burne, T. H. J. & McGrath, J. J. The effects of vitamin D on brain development and adult brain function. *Mol. Cell. Endocrinol.* **347**, 121–7 (2011).

12. Almeida, M. R. *et al.* Maternal vitamin B6 deficient or supplemented diets on expression of genes related to GABAergic, serotonergic, or glutamatergic pathways in hippocampus of rat dams and their offspring. *Mol. Nutr. Food Res.* **60**, 1615–1624 (2016).

13. Pérez-López, F. R., Fernández-Alonso, A. M., Chedraui, P. & Moreno, L. A. Hypovitaminosis D during pregnancy: Are we ready to recommend vitamin D supplementation. *Gynecol. Endocrinol.* **28**, 856–858 (2012).

14. Dolin, C. D., Deierlein, A. L. & Evans, M. I. Folic Acid Supplementation to Prevent Recurrent Neural Tube Defects: 4 Milligrams Is Too Much. *Fetal Diagnosis and Therapy* **44**, 161–165 (2018).

15. Lagiou, P. *et al.* Micronutrient intake during pregnancy in relation to birth size. *Eur. J. Nutr.* **44**, 52–59 (2005).

16. Raghavan, R. *et al.* Maternal Multivitamin Intake, Plasma Folate and Vitamin B12 Levels and Autism Spectrum Disorder Risk in Offspring. *Paediatr. Perinat. Epidemiol.* **32**, 100–111 (2018).

17. Maden, M. Vitamin A and the developing embryo. *Postgraduate Medical Journal* **77**, 489–491 (2001).

18. Val-Laillet, D. *et al.* A maternal Western diet during gestation and lactation modifies offspring's microbiota activity, blood lipid levels, cognitive responses, and hippocampal neurogenesis in Yucatan pigs. *FASEB J.* **31**, 2037–2049 (2017).

19. Edlow, A. G. Maternal obesity and neurodevelopmental and psychiatric disorders in offspring. *Prenat. Diagn.* **37**, 95–110 (2017).

20. Vucetic, Z., Kimmel, J., Totoki, K., Hollenbeck, E. & Reyes, T. M. Maternal high-fat diet alters methylation and gene expression of dopamine and opioid-related genes. *Endocrinology* **151**, 4756–4764 (2010).

21. Rivera, H. M., Christiansen, K. J. & Sullivan, E. L. The role of maternal obesity in the risk of neuropsychiatric disorders. *Frontiers in Neuroscience* **9**, 194 (2015).
22. Louth, E. L., Bignell, W., Taylor, C. L. & Bailey, C. D. C. Developmental Ethanol Exposure Leads to Long-Term Deficits in Attention and Its Underlying Prefrontal Circuitry. *eNeuro* **3**, (2016).
23. Tiesler, C. M. T. & Heinrich, J. Prenatal nicotine exposure and child behavioural problems. *European Child and Adolescent Psychiatry* **23**, 913–929 (2014).
24. Nordahl, C. W. *et al.* Maternal autoantibodies are associated with abnormal brain enlargement in a subgroup of children with autism spectrum disorder. *Brain. Behav. Immun.* **30**, 61–65 (2013).
25. Contu, L. & Hawkes, C. A. A review of the impact of maternal obesity on the cognitive function and mental health of the offspring. *International Journal of Molecular Sciences* **18**, (2017).
26. Lautarescu, A., Craig, M. C. & Glover, V. Prenatal stress: Effects on fetal and child brain development. *Int. Rev. Neurobiol.* **150**, 17–40 (2020).
27. sVan Der Burg, J. W. *et al.* The role of systemic inflammation linking maternal BMI to neurodevelopment in children. *Pediatric Research* **79**, 3–12 (2016).
28. Heerwagen, M. J. R., Miller, M. R., Barbour, L. A. & Friedman, J. E. Maternal obesity and fetal metabolic programming: A fertile epigenetic soil. *American Journal of Physiology - Regulatory Integrative and Comparative Physiology* **299**, (2010).
29. Sebastiani, G. *et al.* The effects of vegetarian and vegan diet during pregnancy on the health of mothers and offspring. *Nutrients* **11**, (2019).
30. Roseboom, T. J. *et al.* Effects of prenatal exposure to the Dutch famine on adult disease in later life: An overview. *Twin Research* **4**, 293–298 (2001).
31. Neugebauer, R., Hoek, H. W. & Susser, E. Prenatal exposure to wartime famine and development of antisocial personality disorder in early adulthood. *J. Am. Med. Assoc.* **282**, 455–462 (1999).
32. Franzek, E. J., Sprangers, N., Janssens, A. C. J. W., Van Duijn, C. M. & Van De Wetering, B. J. M. Prenatal exposure to the 1944–45 Dutch ›hunger winter‹ and addiction later in life. *Addiction* **103**, 433–438 (2008).
33. Roseboom, T. J., Painter, R. C., Van Abeelen, A. F. M., Veenendaal, M. V. E. & De Rooij, S. R. Hungry in the womb: What are the consequences? Lessons from the Dutch famine. *Maturitas* **70**, 141–145 (2011).

34. de Rooij, S. R. *et al.* Late-life brain perfusion after prenatal famine exposure. *Neurobiol. Aging* **82**, 1–9 (2019).
35. Maekawa, M., Owada, Y. & Yoshikawa, T. Role of Polyunsaturated Fatty Acids and Fatty Acid Binding Protein in the Pathogenesis of Schizophrenia. *Curr. Pharm. Des.* **17**, 168–175 (2011).
36. Barks, A., Hall, A. M., Tran, P. V. & Georgieff, M. K. Iron as a model nutrient for understanding the nutritional origins of neuropsychiatric disease. *Pediatric Research* **85**, 176–182 (2019).
37. Franke, K., Gaser, C., Roseboom, T. J., Schwab, M. & de Rooij, S. R. Premature brain aging in humans exposed to maternal nutrient restriction during early gestation. *Neuroimage* **173**, 460–471 (2018).
38. de Rooij, S. R. *et al.* Prenatal famine exposure has sex-specific effects on brain size. *Brain* **139**, 2136–42 (2016).
39. He, Y. *et al.* DNA methylation changes related to nutritional deprivation: A genome-wide analysis of population and in vitro data. *Clin. Epigenetics* **11**, 80 (2019).
40. Bale, T. L. Epigenetic and transgenerational reprogramming of brain development. *Nature Reviews Neuroscience* **16**, 332–344 (2015).
41. Monk, C. S., Webb, S. J. & Nelson, C. A. Prenatal neurobiological development: Molecular mechanisms and anatomical change. *Dev. Neuropsychol.* **19**, 211–236 (2001).
42. Barlow, L. A. & Klein, O. D. Developing and regenerating a sense of taste. in *Current Topics in Developmental Biology* **111**, 401–419 (Academic Press Inc., 2015).
43. Sozanskii, A. M. The biochemical composition of amniotic fluid and of maternal and fetal blood at various periods of pregnancy. *Bull. Exp. Biol. Med.* **51**, 323–326 (1961).
44. Ventura, A. K. & Worobey, J. Early influences on the development of food preferences. *Current Biology* **23**, R401–R408 (2013).
45. Welch, J. H., Mayfield, J. J., Leibowitz, A. L., Baculis, B. C. & Valenzuela, C. F. Third trimester-equivalent ethanol exposure causes micro-hemorrhages in the rat brain. *Neuroscience* **324**, 107–118 (2016).
46. Valenzuela, C. F., Morton, R. A., Diaz, M. R. & Topper, L. Does moderate drinking harm the fetal brain? Insights from animal models. *Trends in Neurosciences* **35**, 284–292 (2012).
47. Streissguth, A. P. & Dehaene, P. Fetal alcohol syndrome in twins of alcoholic mothers: Concordance of diagnosis and IQ. *Am. J. Med. Genet.* **47**, 857–861 (1993).
48. Chang, R. C., Wang, H., Bedi, Y. & Golding, M. C. Preconception paternal alcohol exposure exerts sex-specific effects on offspring growth

and long-term metabolic programming. *Epigenetics and Chromatin* **12**, (2019).

49. Nugent, B. M. & Bale, T. L. The omniscient placenta: Metabolic and epigenetic regulation of fetal programming. *Frontiers in Neuroendocrinology* **39**, 28–37 (2015).

50. Li, H., George, V. K., Crossland, W. J., Anderson, G. F. & Dhabuwala, C. B. Characterization of cocaine binding sites in the rat testes. *J. Urol.* **158**, 962–965 (1997).

51. Yaw, A. M. *et al.* Epigenetic effects of paternal cocaine on reward stimulus behavior and accumbens gene expression in mice. *Behav. Brain Res.* **367**, 68–81 (2019).

52. Nieto, S. J. & Kosten, T. A. Who's your daddy? Behavioral and epigenetic consequences of paternal drug exposure. *International Journal of Developmental Neuroscience* **78**, 109–121 (2019).

53. Masuyama, H., Mitsui, T., Eguchi, T., Tamada, S. & Hiramatsu, Y. The effects of paternal high-fat diet exposure on offspring metabolism with epigenetic changes in the mouse adiponectin and leptin gene promoters. *Am. J. Physiol. - Endocrinol. Metab.* **311**, E236–E245 (2016).

54. Chen, R. J., Shu, Y. & Zeng, Y. Links Between Adiponectin and Dementia: From Risk Factors to Pathophysiology. *Frontiers in Aging Neuroscience* **11**, (2020).

55. Krout, D. *et al.* Paternal exercise protects mouse offspring from high-fat-diet-induced type 2 diabetes risk by increasing skeletal muscle insulin signaling. *J. Nutr. Biochem.* **57**, 35–44 (2018).

56. M, M., M, F.-B., FJ, R. & JM, B. Diabetes and the Brain: Oxidative Stress, Inflammation, and Autophagy. *Oxid. Med. Cell. Longev.* **2014**, (2014).

57. Morgan, C. P., Chan, J. C. & Bale, T. L. Driving the Next Generation: Paternal Lifetime Experiences Transmitted via Extracellular Vesicles and Their Small RNA Cargo. *Biological Psychiatry* **85**, 164–171 (2019).

58. Donkin, I. & Barrès, R. Sperm epigenetics and influence of environmental factors. *Molecular Metabolism* **14**, 1–11 (2018).

59. van Gool, J. D., Hirche, H., Lax, H. & De Schaepdrijver, L. Folic acid and primary prevention of neural tube defects: A review. *Reproductive Toxicology* **80**, 73–84 (2018).

60. Gustafsson, H. C. *et al.* Increased Maternal Prenatal Adiposity, Inflammation, and Lower Omega-3 Fatty Acid Levels Influence Child Negative Affect. *Front. Neurosci.* **13**, (2019).

2 Muttermilch und Nutellabrot

1. Xiao, L., Priest, M. F., Nasenbeny, J., Lu, T. & Kozorovitskiy, Y. Biased Oxytocinergic Modulation of Midbrain Dopamine Systems. *Neuron* **95**, 368-384.e5 (2017).
2. Pedersen, C. A., Ascher, J. A., Monroe, Y. L. & Prange, A. J. Oxytocin induces maternal behavior in virgin female rats. *Science (80-.)*. **216**, 648–650 (1982).
3. Horta, B. L., Loret De Mola, C. & Victora, C. G. Breastfeeding and intelligence: A systematic review and meta-analysis. *Acta Paediatrica, International Journal of Paediatrics* **104**, 14–19 (2015).
4. Salem, N. & Van Dael, P. Arachidonic acid in human milk. *Nutrients* **12**, (2020).
5. Horrocks, L. A. & Yeo, Y. K. Health benefits of docosahexaenoic acid (DHA). *Pharmacol. Res.* **40**, 211–225 (1999).
6. Luby, J. L., Belden, A. C., Whalen, D., Harms, M. P. & Barch, D. M. Breastfeeding and Childhood IQ: The Mediating Role of Gray Matter Volume. *J. Am. Acad. Child Adolesc. Psychiatry* **55**, 367–375 (2016).
7. Walfisch, A., Sermer, C., Cressman, A. & Koren, G. Breast milk and cognitive development-the role of confounders: A systematic review. *BMJ Open* **3**, (2013).
8. Colen, C. G. & Ramey, D. M. Is breast truly best? Estimating the effects of breastfeeding on long-term child health and wellbeing in the United States using sibling comparisons. *Soc. Sci. Med.* **109**, 55–65 (2014).
9. Liu, D. *et al.* Maternal care, hippocampal glucocorticoid receptors, and hypothalamic- pituitary-adrenal responses to stress. *Science (80-.)*. **277**, 1659–1662 (1997).
10. Yang, S. *et al.* Breastfeeding during infancy and neurocognitive function in adolescence: 16-year follow-up of the PROBIT cluster-randomized trial. *PLOS Med.* **15**, e1002554 (2018).
11. Martins, A. A., Gomes, C. M. A., Alves, A. F. & Almeida, L. da S. The Structure of Intelligence in Childhood: Age and Socio-Familiar Impact on Cognitive Differentiation. *Psychological Reports* **121**, 79–92 (2018).
12. Buchanan, K. L. & Bohórquez, D. V. You Are What You (First) Eat. *Frontiers in Human Neuroscience* **12**, (2018).
13. Gopalakrishna, K. P. & Hand, T. W. Influence of maternal milk on the neonatal intestinal microbiome. *Nutrients* **12**, (2020).
14. Dominguez-Bello, M. G. *et al.* Delivery mode shapes the acquisition and structure of the initial microbiota across multiple body habitats in newborns. *Proc. Natl. Acad. Sci. U. S. A.* **107**, 11971–11975 (2010).

15. Shao, Y. *et al.* Stunted microbiota and opportunistic pathogen colonization in caesarean-section birth. *Nature* **574**, 117–121 (2019).
16. Callaway, E. C-section babies are missing key microbes. *Nature* (2019). doi:10.1038/d41586-019-02807-x
17. Palmeira, P. & Carneiro-Sampaio, M. Immunology of breast milk. *Revista da Associacao Medica Brasileira* **62**, 584–593 (2016).
18. Doare, K. Le, Holder, B., Bassett, A. & Pannaraj, P. S. Mother's Milk: A purposeful contribution to the development of the infant microbiota and immunity. *Frontiers in Immunology* **9**, (2018).
19. Leghi, G. E. *et al.* The impact of maternal obesity on human milk macronutrient composition: A systematic review and meta-analysis. *Nutrients* **12**, (2020).
20. Rigourd, V. *et al.* Role of Daily Milk Volume and Period of Lactation in Nutrient Content of Human Milk: Results from a Prospective Study. *Nutrients* **12**, (2020).
21. Powe, C. E., Knott, C. D. & Conklin-Brittain, N. Infant sex predicts breast milk energy content. *Am. J. Hum. Biol.* **22**, 50–54 (2010).
22. Bode, L. Human milk oligosaccharides: Every baby needs a sugar mama. *Glycobiology* **22**, 1147–1162 (2012).
23. Lonergan, Z. R. & Skaar, E. P. Nutrient Zinc at the Host–Pathogen Interface. *Trends in Biochemical Sciences* **44**, 1041–1056 (2019).
24. Heikkilä, M. P. & Saris, P. E. J. Inhibition of Staphylococcus aureus by the commensal bacteria of human milk. *J. Appl. Microbiol.* **95**, 471–478 (2003).
25. Kaelberer, M. M., Rupprecht, L. E., Liu, W. W., Weng, P. & Bohórquez, D. V. Neuropod Cells: Emerging Biology of the Gut-Brain Sensory Transduction. *Annu. Rev. Neurosci.* **43**, (2020).
26. Rastelli, M., Cani, P. D. & Knauf, C. The Gut Microbiome Influences Host Endocrine Functions. *Endocr. Rev.* **40**, 1271–1284 (2019).
27. Neuhuber, W. & Wörl, J. Monoamines in the enteric nervous system. *Histochemistry and Cell Biology* **150**, 703–709 (2018).
28. Desbonnet, L., Garrett, L., Clarke, G., Bienenstock, J. & Dinan, T. G. The probiotic Bifidobacteria infantis: An assessment of potential antidepressant properties in the rat. *J. Psychiatr. Res.* **43**, 164–174 (2008).
29. Lach, G., Schellekens, H., Dinan, T. G. & Cryan, J. F. Anxiety, Depression, and the Microbiome: A Role for Gut Peptides. *Neurotherapeutics* **15**, 36–59 (2018).
30. Gilbert, K. *et al.* Attenuation of post-myocardial infarction depression in rats by n-3 fatty acids or probiotics starting after the onset of reperfusion. *Br. J. Nutr.* **109**, 50–56 (2013).
31. Oike, H. *et al.* Dietary intake of heat-killed Lactococcus lactis H61 delays age-related hearing loss in C57BL/6J mice. *Sci. Rep.* **6**, (2016).

32. Bercik, P. *et al.* The intestinal microbiota affect central levels of brain-derived neurotropic factor and behavior in mice. *Gastroenterology* **141**, 599-609.e3 (2011).

33. Ranuh, R. *et al.* Effect of the probiotic lactobacillus plantarum is-10506 on bdnf and 5ht stimulation: Role of intestinal microbiota on the gut-brain axis. *Iran. J. Microbiol.* **11**, 145–150 (2019).

34. Ogbonnaya, E. S. *et al.* Adult Hippocampal Neurogenesis Is Regulated by the Microbiome. *Biological Psychiatry* **78**, e7–e9 (2015).

35. Mennella, J. A., Jagnow, C. P. & Beauchamp, G. K. Prenatal and postnatal flavor learning by human infants. *Pediatrics* **107**, e88–e88 (2001).

36. Steiner, J. E., Glaser, D., Hawilo, M. E. & Berridge, K. C. Comparative expression of hedonic impact: Affective reactions to taste by human infants and other primates. *Neurosci. Biobehav. Rev.* **25**, 53–74 (2001).

37. Small, D. M., Jones-Gotman, M. & Dagher, A. Feeding-induced dopamine release in dorsal striatum correlates with meal pleasantness ratings in healthy human volunteers. *Neuroimage* **19**, 1709–1715 (2003).

38. Hoebel, B. G., Avena, N. M., Bocarsly, M. E. & Rada, P. Natural addiction: A behavioral and circuit model based on sugar addiction in rats. *Journal of Addiction Medicine* **3**, 33–41 (2009).

39. Lenoir, M., Serre, F., Cantin, L. & Ahmed, S. H. Intense sweetness surpasses cocaine reward. *PLoS One* **2**, (2007).

40. Vandaele, Y., Guillem, K. & Ahmed, S. H. Habitual Preference for the Nondrug Reward in a Drug Choice Setting. *Front. Behav. Neurosci.* **14**, (2020).

41. Burger, K. S. Frontostriatal and behavioral adaptations to daily sugar-sweetened beverage intake: a randomized controlled trial. *Am. J. Clin. Nutr.* **105**, 555–563 (2017).

3 Genuss: Freude und Verdammung

1. Guillén-Casla, V., Rosales-Conrado, N., León-González, M. E., Pérez-Arribas, L. V. & Polo-Díez, L. M. Determination of serotonin and its precursors in chocolate samples by capillary liquid chromatography with mass spectrometry detection. *J. Chromatogr. A* **1232**, 158–165 (2012).

2. Scholey, A. B. *et al.* Consumption of cocoa flavanols results in acute improvements in mood and cognitive performance during sustained mental effort. *J. Psychopharmacol.* **24**, 1505–1514 (2010).

3. Prastowo, N. A., Kristanto, S. & Sasmita, P. K. Dark chocolate administration improves working memory in students. *Universa Med.* **34**, 229 (2016).

4. Macht, M. & Dettmer, D. Everyday mood and emotions after eating a chocolate bar or an apple. *Appetite* **46**, 332–336 (2006).

5. Barrera-Reyes, P. K., de Lara, J. C. F., González-Soto, M. & Tejero, M. E. Effects of Cocoa-Derived Polyphenols on Cognitive Function in Humans. Systematic Review and Analysis of Methodological Aspects. *Plant Foods for Human Nutrition* **75**, 1–11 (2020).

6. Van Praag, H. *et al.* Plant-derived flavanol (-)epicatechin enhances angiogenesis and retention of spatial memory in mice. *J. Neurosci.* **27**, 5869–5878 (2007).

7. Brickman, A. M. *et al.* Enhancing dentate gyrus function with dietary flavanols improves cognition in older adults. *Nat. Neurosci.* **17**, 1798–1803 (2014).

8. Jonas, P. & Lisman, J. Structure, function, and plasticity of hippocampal dentate gyrus microcircuits. *Frontiers in Neural Circuits* **8**, (2014).

9. Valente, T. *et al.* A diet enriched in polyphenols and polyunsaturated fatty acids, LMN diet, induces neurogenesis in the subventricular zone and hippocampus of adult mouse brain. *J. Alzheimer's Dis.* **18**, 849–865 (2009).

10. Kim, H. & Keeney, P. G. (–)-Epicatechin Content in Fermented and Unfermented Cocoa Beans. *J. Food Sci.* **49**, 1090–1092 (1984).

11. Vauzour, D. Dietary Polyphenols as Modulators of Brain Functions: Biological Actions and Molecular Mechanisms Underpinning Their Beneficial Effects. *Oxid. Med. Cell. Longev.* **2012**, 914273 (2012).

12. Farr, S. A. *et al.* Obesity and hypertriglyceridemia produce cognitive impairment. *Endocrinology* **149**, 2628–2636 (2008).

13. Elias, M. F., Elias, P. K., Sullivan, L. M., Wolf, P. A. & D'Agostino, R. B. Obesity, diabetes and cognitive deficit: The Framingham Heart Study. in *Neurobiology of Aging* **26**, (Neurobiol Aging, 2005).

14. Saltiel, A. R. & Olefsky, J. M. Inflammatory mechanisms linking obesity and metabolic disease. *Journal of Clinical Investigation* **127**, 1–4 (2017).

15. Figueira, I. *et al.* Polyphenols journey through blood-brain barrier towards neuronal protection. *Sci. Rep.* **7**, 1–16 (2017).

16. Voet, S., Prinz, M. & van Loo, G. Microglia in Central Nervous System Inflammation and Multiple Sclerosis Pathology. *Trends in Molecular Medicine* **25**, 112–123 (2019).

17. Pistell, P. J. *et al.* Cognitive impairment following high fat diet consumption is associated with brain inflammation. *J. Neuroimmunol.* **219**, 25–32 (2010).

18. Kanoski, S. E., Zhang, Y., Zheng, W. & Davidson, T. L. The effects of a high-energy diet on hippocampal function and blood-brain barrier integrity in the rat. *J. Alzheimer's Dis.* **21**, 207–219 (2010).
19. Rogero, M. M. & Calder, P. C. Obesity, inflammation, toll-like receptor 4 and fatty acids. *Nutrients* **10**, (2018).
20. Średnicka-Tober, D. *et al.* Higher PUFA and n-3 PUFA, conjugated linoleic acid, α-tocopherol and iron, but lower iodine and selenium concentrations in organic milk: A systematic literature review and meta- and redundancy analyses. *British Journal of Nutrition* **115**, 1043–1060 (2016).
21. Royo, J. *et al.* Effects of n-3 polyunsaturated fatty acid supplementation on cognitive functions, electrocortical activity and neurogenesis in a non-human primate, the grey mouse lemur (Microcebus murinus). *Behav. Brain Res.* **347**, 394–407 (2018).
22. Koritzky, G., Dieterle, C., Rice, C., Jordan, K. & Bechara, A. Decision-making, sensitivity to reward and attrition in weight management. *Obesity* **22**, 1904–1909 (2014).
23. Van De Giessen, E., Celik, F., Schweitzer, D. H., Van Den Brink, W. & Booij, J. Dopamine D2/3 receptor availability and amphetamine-induced dopamine release in obesity. *J. Psychopharmacol.* **28**, 866–873 (2014).
24. Noble, E. P. *et al.* D2 dopamine receptor gene and obesity. *Int. J. Eat. Disord.* **15**, 205–217 (1994).
25. Chen, R. *et al.* Decision making deficits in relation to food cues influence obesity: A triadic neural model of problematic eating. *Front. Psychiatry* **9**, (2018).
26. He, Q. *et al.* Poor ability to resist tempting calorie rich food is linked to altered balance between neural systems involved in urge and self-control. *Nutr. J.* **13**, 1–12 (2014).
27. Sarker, G. *et al.* Transgenerational transmission of hedonic behaviors and metabolic phenotypes induced by maternal overnutrition. *Transl. Psychiatry* **8**, 195 (2018).
28. Reichmann, F. & Holzer, P. Neuropeptide Y: A stressful review. *Neuropeptides* **55**, 99–109 (2016).
29. Morgan, C. A. *et al.* Neuropeptide-Y, cortisol, and subjective distress in humans exposed to acute stress: Replication and extension of previous report. *Biol. Psychiatry* **52**, 136–142 (2002).
30. Ip, C. K. *et al.* Amygdala NPY Circuits Promote the Development of Accelerated Obesity under Chronic Stress Conditions. *Cell Metab.* **30**, 111–128.e6 (2019).
31. Onaka, T. & Takayanagi, Y. Role of oxytocin in the control of stress and food intake. *Journal of Neuroendocrinology* **31**, (2019).

32. Severinsen, M. C. K. & Pedersen, B. K. Muscle–Organ Crosstalk: The Emerging Roles of Myokines. *Endocr. Rev.* **41**, (2020).

33. Crane, J. D. *et al.* Exercise-stimulated interleukin-15 is controlled by AMPK and regulates skin metabolism and aging. *Aging Cell* **14**, 625–634 (2015).

34. Timper, K. *et al.* IL-6 Improves Energy and Glucose Homeostasis in Obesity via Enhanced Central IL-6 trans -Signaling. *Cell Rep.* **19**, 267–280 (2017).

35. Cook, K. S. *et al.* Adipsin: A circulating serine protease homolog secreted by adipose tissue and sciatic nerve. *Science (80-.).* **237**, 402–405 (1987).

36. Kwon, H. & Pessin, J. E. Adipokines mediate inflammation and insulin resistance. *Frontiers in Endocrinology* **4**, 71 (2013).

37. Li, Y. *et al.* Fat-Produced Adipsin Regulates Inflammatory Arthritis. *Cell Rep.* **27**, 2809-2816.e3 (2019).

38. Sanyal, A. *et al.* Interplay between Obesity-Induced Inflammation and cGMP Signaling in White Adipose Tissue. *Cell Rep.* **18**, 225–236 (2017).

39. Rodríguez, A., Becerril, S., Ezquerro, S., Méndez-Giménez, L. & Frühbeck, G. Crosstalk between adipokines and myokines in fat browning. *Acta Physiol.* **219**, 362–381 (2017).

40. Townsend, L. K. & Wright, D. C. Looking on the »brite« side exercise-induced browning of white adipose tissue. *Pflugers Archiv European Journal of Physiology* **471**, 455–465 (2019).

41. O'Sullivan, O. *et al.* Exercise and the microbiota. *Gut Microbes* **6**, 131–136 (2015).

42. Balducci, S. *et al.* Anti-inflammatory effect of exercise training in subjects with type 2 diabetes and the metabolic syndrome is dependent on exercise modalities and independent of weight loss. *Nutr. Metab. Cardiovasc. Dis.* **20**, 608–617 (2010).

43. Schwaab, B., Kafsack, F., Markmann, E. & Schütt, M. Effects of aerobic and anaerobic exercise on glucose tolerance in patients with coronary heart disease and type 2 diabetes mellitus. *Cardiovasc. Endocrinol. Metab.* **9**, 3–8 (2020).

44. Kim, Y. S., Song, B. K., Oh, J. S. & Woo, S. S. Aerobic exercise improves gastrointestinal motility in psychiatric inpatients. *World J. Gastroenterol.* **20**, 10577–10584 (2014).

45. Mailing, L. J., Allen, J. M., Buford, T. W., Fields, C. J. & Woods, J. A. Exercise and the Gut Microbiome. *Exerc. Sport Sci. Rev.* **47**, 75–85 (2019).

46. Kang, S. S. *et al.* Diet and exercise orthogonally alter the gut microbiome and reveal independent associations with anxiety and cognition. *Mol. Neurodegener.* **9**, (2014).

47. Queipo-Ortuño, M. I. *et al.* Gut Microbiota Composition in Male Rat Models under Different Nutritional Status and Physical Activity and Its Association with Serum Leptin and Ghrelin Levels. *PLoS One* **8**, (2013).
48. Hughes, R. L. A Review of the Role of the Gut Microbiome in Personalized Sports Nutrition. *Frontiers in Nutrition* **6**, 191 (2020).
49. Cook, M. D. *et al.* Forced treadmill exercise training exacerbates inflammation and causes mortality while voluntary wheel training is protective in a mouse model of colitis. *Brain. Behav. Immun.* **33**, 46–56 (2013).

4 Essen, meine Medizin im Alter

1. Cenini, G., Lloret, A. & Cascella, R. Oxidative Stress in Neurodegenerative Diseases: From a Mitochondrial Point of View. *Oxid. Med. Cell. Longev.* **2019**, 2105607 (2019).
2. Camandola, S. & Mattson, M. P. Brain metabolism in health, aging, and neurodegeneration. *EMBO J.* **36**, 1474–1492 (2017).
3. Salat, D. H. *et al.* Thinning of the Cerebral Cortex in Aging. *Cereb. Cortex* **14**, 721–730 (2004).
4. Burke, D. M. & Shafto, M. A. Aging and Language Production. *Curr. Dir. Psychol. Sci.* **13**, 21–24 (2004).
5. Shafto, M. A., Stamatakis, E. A., Tam, P. P. & Tyler, L. K. Word retrieval failures in old age: the relationship between structure and function. *J. Cogn. Neurosci.* **22**, 1530–40 (2010).
6. Liu, H. *et al.* Aging of cerebral white matter. *Ageing Res. Rev.* **34**, 64–76 (2017).
7. Mattson, M. P., Moehl, K., Ghena, N., Schmaedick, M. & Cheng, A. Intermittent metabolic switching, neuroplasticity and brain health. *Nature Reviews Neuroscience* **19**, 81–94 (2018).
8. Marosi, K. *et al.* Metabolic and molecular framework for the enhancement of endurance by intermittent food deprivation. *FASEB J.* **32**, 3844–3858 (2018).
9. Hwang, J. Y., Yan, J. & Zukin, R. S. Autophagy and synaptic plasticity: epigenetic regulation. *Current Opinion in Neurobiology* **59**, 207–212 (2019).
10. Nixon, R. A. The role of autophagy in neurodegenerative disease. *Nature Medicine* **19**, 983–997 (2013).
11. Anderson, R. M., Shanmuganayagam, D. & Weindruch, R. Caloric restriction and aging: Studies in mice and monkeys. *Toxicologic Pathology* **37**, 47–51 (2009).

12. Mattison, J. A. *et al.* Caloric restriction improves health and survival of rhesus monkeys. *Nat. Commun.* **8**, 1–12 (2017).
13. Fontana, L., Partridge, L. & Longo, V. D. Extending healthy life span-from yeast to humans. *Science* **328**, 321–326 (2010).
14. Rubinsztein, D. C., Mariño, G. & Kroemer, G. Autophagy and aging. *Cell* **146**, 682–695 (2011).
15. Colman, R. J. *et al.* Caloric restriction delays disease onset and mortality in rhesus monkeys. *Science (80-.).* **325**, 201–204 (2009).
16. Mattson, M. P., Moehl, K., Ghena, N., Schmaedick, M. & Cheng, A. Intermittent metabolic switching, neuroplasticity and brain health. *Nature Reviews Neuroscience* **19**, 81–94 (2018).
17. Baik, S. H., Rajeev, V., Fann, D. Y. W., Jo, D. G. & Arumugam, T. V. Intermittent fasting increases adult hippocampal neurogenesis. *Brain Behav.* **10**, (2020).
18. Beyer, F. *et al.* Higher body mass index is associated with reduced posterior default mode connectivity in older adults. *Hum. Brain Mapp.* **38**, 3502–3515 (2017).
19. L. Beason-Held, L. Dementia and the Default Mode. *Curr. Alzheimer Res.* **999**, 1–5 (2011).
20. Zhang, L. *et al.* Distinct BOLD variability changes in the default mode and salience networks in Alzheimer's disease spectrum and associations with cognitive decline. *Sci. Rep.* **10**, 1–12 (2020).
21. Witte, A. V., Fobker, M., Gellner, R., Knecht, S. & Flöel, A. Caloric restriction improves memory in elderly humans. *Proc. Natl. Acad. Sci. U. S. A.* **106**, 1255–1260 (2009).
22. Witte, A. V. *et al.* Long-chain omega-3 fatty acids improve brain function and structure in older adults. *Cereb. Cortex* **24**, 3059–3068 (2014).
23. Kerti, L. *et al.* Higher glucose levels associated with lower memory and reduced hippocampal microstructure. *Neurology* **81**, 1746–1752 (2013).
24. Biessels, G. J., Deary, I. J. & Ryan, C. M. Cognition and diabetes: a lifespan perspective. *The Lancet Neurology* **7**, 184–190 (2008).
25. Sun, L. *et al.* Risk Factors for Cognitive Impairment in Patients with Type 2 Diabetes. *J. Diabetes Res.* **2020**, (2020).
26. Gur, R. C. *et al.* Gender differences in age effect on brain atrophy measured by magnetic resonance imaging. *Proc. Natl. Acad. Sci. U. S. A.* **88**, 2845–2849 (1991).
27. Jack, C. R. *et al.* Age, sex, and APOE ε4 effects on memory, brain structure, and β-Amyloid across the adult life Span. *JAMA Neurol.* **72**, 511–519 (2015).
28. Klinge, C. M. Estrogens regulate life and death in mitochondria. *J. Bioenerg. Biomembr.* **49**, 307–324 (2017).

29. Lejri, I., Grimm, A. & Eckert, A. Mitochondria, estrogen and female brain aging. *Frontiers in Aging Neuroscience* **10**, (2018).

30. Grimm, A., Friedland, K. & Eckert, A. Mitochondrial dysfunction: the missing link between aging and sporadic Alzheimer's disease. *Biogerontology* **17**, 281–296 (2016).

31. Yin, F., Boveris, A. & Cadenas, E. Mitochondrial energy metabolism and redox signaling in brain aging and neurodegeneration. *Antioxidants and Redox Signaling* **20**, 353–371 (2014).

32. Nissen, J. C. Microglial function across the spectrum of age and gender. *International Journal of Molecular Sciences* **18**, (2017).

33. López, M. & Tena-Sempere, M. Estrogens and the control of energy homeostasis: A brain perspective. *Trends in Endocrinology and Metabolism* **26**, 411–421 (2015).

34. Habib, P. & Beyer, C. Regulation of brain microglia by female gonadal steroids. *Journal of Steroid Biochemistry and Molecular Biology* **146**, 3–14 (2015).

35. The XX Brain by Lisa Mosconi PhD: 9780593083116 | PenguinRandomHouse.com: Books. Available at: https://www.penguinrandomhouse.com/books/606199/the-xx-brain-by-lisa-mosconi-phd-foreword-by-maria-shriver/. (Accessed: 15th August 2020)

36. Tosti, V., Bertozzi, B. & Fontana, L. Health Benefits of the Mediterranean Diet: Metabolic and Molecular Mechanisms. *Journals of Gerontology – Series A Biological Sciences and Medical Sciences* **73**, 318–326 (2018).

37. Messina, M. Soy foods, isoflavones, and the health of postmenopausal women. in *American Journal of Clinical Nutrition* **100**, (American Society for Nutrition, 2014).

38. Parikh, M. *et al.* Dietary flaxseed as a strategy for improving human health. *Nutrients* **11**, (2019).

39. Razzak, Z. A., Khan, A. A. & Farooqui, S. I. Effect of aerobic and anaerobic exercise on estrogen level, fat mass, and muscle mass among postmenopausal osteoporotic females. *Int. J. Health Sci. (Qassim).* **13**, 10–16 (2019).

40. Acharya, K. D., Gao, X., Bless, E. P., Chen, J. & Tetel, M. J. Estradiol and high fat diet associate with changes in gut microbiota in female ob/ob mice. *Sci. Rep.* **9**, 1–13 (2019).

41. Chatterjee, N. & Walker, G. C. Mechanisms of DNA damage, repair, and mutagenesis. *Environmental and Molecular Mutagenesis* **58**, 235–263 (2017).

42. Zada, D., Bronshtein, I., Lerer-Goldshtein, T., Garini, Y. & Appelbaum, L. Sleep increases chromosome dynamics to enable reduction of accumulating DNA damage in single neurons. *Nat. Commun.* **10**, 895 (2019).

43. Zárate, S., Stevnsner, T. & Gredilla, R. Role of estrogen and other sex hormones in brain aging. Neuroprotection and DNA repair. *Frontiers in Aging Neuroscience* **9**, 430 (2017).

44. Gosztyla, M. L., Brothers, H. M. & Robinson, S. R. Alzheimer's Amyloid-β is an Antimicrobial Peptide: A Review of the Evidence. *Journal of Alzheimer's Disease* **62**, 1495–1506 (2018).

45. Rasmussen, M. K., Mestre, H. & Nedergaard, M. The glymphatic pathway in neurological disorders. *The Lancet Neurology* **17**, 1016–1024 (2018).

46. He, X. F. *et al.* Voluntary exercise promotes glymphatic clearance of amyloid beta and reduces the activation of astrocytes and microglia in aged mice. *Front. Mol. Neurosci.* **10**, (2017).

47. Iliff, J. J. *et al.* Cerebral arterial pulsation drives paravascular CSF-Interstitial fluid exchange in the murine brain. *J. Neurosci.* **33**, 18190–18199 (2013).

48. Mosconi, L., Pupi, A. & De Leon, M. J. Brain glucose hypometabolism and oxidative stress in preclinical Alzheimer's disease. in *Annals of the New York Academy of Sciences* **1147**, 180–195 (Blackwell Publishing Inc., 2008).

49. Román, G. C. *et al.* Extra-virgin olive oil for potential prevention of Alzheimer disease. *Revue Neurologique* **175**, 705–723 (2019).

50. Dai, Q., Borenstein, A. R., Wu, Y., Jackson, J. C. & Larson, E. B. Fruit and Vegetable Juices and Alzheimer's Disease: The Kame Project. *Am. J. Med.* **119**, 751–759 (2006).

51. Youdim, K. A., Qaiser, M. Z., Begley, D. J., Rice-Evans, C. A. & Abbott, N. J. Flavonoid permeability across an in situ model of the blood-brain barrier. *Free Radic. Biol. Med.* **36**, 592–604 (2004).

52. Di Meo, F. *et al.* Bioactive polyphenols and neuromodulation: Molecular mechanisms in neurodegeneration. *International Journal of Molecular Sciences* **21**, (2020).

53. Monacelli, F., Acquarone, E., Giannotti, C., Borghi, R. & Nencioni, A. Vitamin C, aging and Alzheimer's disease. *Nutrients* **9**, (2017).

54. Ono, K. & Yamada, M. Vitamin A and Alzheimer's disease. *Geriatrics and Gerontology International* **12**, 180–188 (2012).

55. Braidy, N. *et al.* Consumption of pomegranates improves synaptic function in a transgenic mice model of Alzheimer's disease. *Oncotarget* **7**, 64589–64604 (2016).

56. Holland, T. M. *et al.* Dietary flavonols and risk of Alzheimer dementia. *Neurology* **94**, E1749–E1756 (2020).

58. Luca, F., Perry, G. H. & Di Rienzo, A. Evolutionary adaptations to dietary changess. *Annual Review of Nutrition* **30**, 291–314 (2010).

59. Buller, H. A. *et al.* Coordinate expression of lactase-phlorizin hydrolase (L-PH) mRNA and enzyme levels in rat intestine during development. *Pediatr. Res.* **27**, 530–530 (1990).
60. Tishkoff, S. A. *et al.* Convergent adaptation of human lactase persistence in Africa and Europe. *Nat. Genet.* **39**, 31–40 (2007).
61. Ingram, C. J. E., Mulcare, C. A., Itan, Y., Thomas, M. G. & Swallow, D. M. Lactose digestion and the evolutionary genetics of lactase persistence. *Human Genetics* **124**, 579–591 (2009).
62. Soranzo, N. *et al.* Positive selection on a high-sensitivity allele of the human bitter-taste receptor TAS2R16. *Curr. Biol.* **15**, 1257–1265 (2005).
63. Lok, C. Sweet tooth gene found. *Nature* (2001). doi:10.1038/news010426-5
64. Hancock, A. M. *et al.* Adaptations to climate in candidate genes for common metabolic disorders. *PLoS Genet.* **4**, (2008).
65. Kim, H. S., Park, S. Y., Grandinetti, A., Holck, P. S. & Waslien, C. Major dietary patterns, ethnicity, and prevalence of type 2 diabetes in rural Hawaii. *Nutrition* **24**, 1065–1072 (2008).